常见妇科疾病治疗进展

张 艳 著

汕頭大學出版社

图书在版编目（CIP）数据

常见妇科疾病治疗进展 / 张艳著 . -- 汕头 ： 汕头
大学出版社，2022.12
 ISBN 978-7-5658-4889-6

 Ⅰ . ①常… Ⅱ . ①张… Ⅲ . ①妇科病－常见病－诊疗
Ⅳ . ① R711

中国版本图书馆 CIP 数据核字（2022）第 258263 号

常见妇科疾病治疗进展
CHANGJIAN FUKE JIBING ZHILIAO JINZHAN

作　　者：张　艳
责任编辑：闵国妹
责任技编：黄东生
封面设计：中图时代
出版发行：汕头大学出版社
　　　　　广东省汕头市大学路 243 号汕头大学校园内　邮政编码：515063
电　　话：0754-82904613
印　　刷：廊坊市海涛印刷有限公司
开　　本：710mm × 1000 mm　1/16
印　　张：7
字　　数：120 千字
版　　次：2022 年 12 月第 1 版
印　　次：2023 年 2 月第 1 次印刷
定　　价：88.00 元
ISBN 978-7-5658-4889-6

前　言

妇科病作为危害妇女的常见疾病，需要我们高度的重视。在新形势下，妇科医生面临极大的挑战，需要及时更新知识，追踪学科前沿，同时也要注重整体观、个体化、综合性，这样才能做到保留功能、重视生活质量、减少疾病痛苦。

《常见妇科疾病治疗进展》一书是作者根据多年的临床诊治经验，并参考了国内外一些文献编撰而成。

本书结构清晰，结合常用的妇科诊断技术分门别类地介绍了女性生殖内分泌疾病、妇科肿瘤，重点介绍了子宫肌瘤、子宫内膜癌、子宫肉瘤等妇科肿瘤以及子宫内膜异位症、子宫腺肌病、盆底功能障碍性及生殖器官损伤疾病。

本书力求简单扼要、重点突出，有较高的实用性和可操作性。既有现代妇科学研究的深度和广度，又有实际临床应用的价值；既有前人研究的成果和总结，又有作者自己的学术见解。

由于作者水平所限，书中难免存在缺点和不足，恳请同行专家及广大读者予以批评指正，以便再版修改补充。

作　者

2022 年 3 月

目　录

第一章 女性生殖内分泌疾病

女性生殖内分泌疾病是女性常见的疾病，其主要表现为下丘脑-垂体-卵巢内分泌轴异常所引起的症状。临床常见的有原发性痛经、多囊卵巢综合征、高催乳激素血症以及绝经期综合征。

第一节 原发性痛经

痛经为月经期出现的子宫痉挛性疼痛，可伴腰酸、下腹坠痛或其他不适，严重者可影响生活和工作。痛经分为原发性与继发性两种：原发性痛经是无盆腔器质性病变的痛经，发生率占 36.06%，痛经始于初潮或其后 1~2 年；继发性痛经通常是器质性盆腔疾病的后果。本节仅介绍原发性痛经。

【病理生理】

目前已有的研究资料显示，原发性痛经是因子宫痉挛性收缩引起的子宫缺血所致，其原因与子宫内膜前列腺素类物质分泌量增多或失平衡有关。分子生物学研究发现，分泌期子宫内膜前列腺素类含量高于增生期内膜。分泌晚期因孕激素水平的下降，子宫内膜启动溶解性酶促反应，激活环氧酶通路及释放前列腺素类物质。前列腺素类中 $PGF_{2\alpha}$ 为导致痛经的主要介质，可引起子宫平滑肌高基础张力、节律异常的痉挛性收缩，造成子宫缺血、疼痛。

同时，$PGF_{2\alpha}$ 进入血液循环可引起胃肠道、泌尿道和血管等处的平滑肌收缩，从而引发相应的全身症状。

垂体后叶加压素、内源性缩宫素等也可能导致子宫肌层的高敏感性，减少子宫血流，引起痛经。另外原发性痛经还受精神、神经因素的影响，与个体痛阈及遗传因素也有关。

【临床表现】

于月经来潮前数小时即感疼痛，经时疼痛逐步或迅速加剧，历时数小时至2~3 日不等。疼痛常呈阵发性或痉挛性，通常位于下腹部，放射至腰骶部或大腿内侧。50%病人有后背部痛、恶心呕吐、腹泻、头痛及乏力；严重病例可发生晕厥而急诊就医。一般妇科检查无异常发现。有时可见子宫发育不良、子宫过度前屈、后屈以及子宫内膜呈管状脱落的膜样月经等情况。

【诊断与鉴别诊断】

一般在初潮后一段时间，月经转规律以后出现经期下腹坠痛，基础体温测定证实痛经发生在排卵周期，妇科检查排除器质性疾病，临床即可诊断。须与子宫内膜异位症，子宫腺肌病，盆腔感染、黏膜下子宫肌瘤及宫腔粘连症等引起的痛经相鉴别。三合诊检查、腹腔镜及宫腔镜有助于鉴别诊断。

【治疗】

主要目的是缓解疼痛及其伴随症状。

（一）一般治疗

应重视精神心理治疗，阐明月经期轻度不适是生理反应。必要时可给予镇痛、镇静、解痉治疗。

（二）药物治疗

1. 抑制排卵药物

通过抑制下丘脑-垂体-卵巢轴，抑制排卵，抑制子宫内膜生长，降低前列腺素和加压素水平，从而缓解痛经程度。口服避孕药疗效可达 90% 以上，主要适用于要求避孕的病人。

2. 前列腺素合成酶抑制剂

通过抑制前列腺素合成酶的活性，减少 PG 的产生，防止过强子宫收缩和痉挛，降低子宫压力，从而达到治疗的目的，有效率 60% ~ 90%，适用于不要求避孕或对口服避孕药效果不好的原发性痛经病人。月经来潮或痛经出现后连续服药 2 ~ 3 日，如吲哚美辛、布洛芬、酮洛芬等，主要副作用为胃肠道症状及过敏反应，消化道溃疡者禁用。

第二节 多囊卵巢综合征

多囊卵巢综合征是一种以雄激素过高的临床或生化表现、稀发排卵或无排卵、卵巢多囊改变为特征的病变。

【发病相关因素】

病因至今尚不清楚，目前多认为多囊卵巢综合征发病可能为多基因异常和一些环境因素的相互作用所致。

（一）遗传因素

遗传学研究显示，部分多囊卵巢综合征病人存在明显的家族聚集性，主要以常染色体显性遗传方式遗传。基因测定提示，胰岛素受体基因的缺陷可导致严重的胰岛素抵抗，并伴有多囊卵巢综合征样症状。至今尚未发现诱发多囊卵巢综合征的特异基因，而且临床上患多囊卵巢综合征的单卵双胎的同胞不一定患病，故多囊卵巢综合征的发病可能与多基因异常和必要的环境因素共同作用有关。

(二) 环境因素

宫内激素环境可影响成年个体内分泌状态，如孕期暴露于高雄激素环境的雌性动物，成年后会发生无排卵和多囊卵巢。肥胖的发生主要与环境因素和遗传有关，肥胖及其发生与多囊卵巢综合征的发生发展存在相互促进的作用，肥胖病人的胰岛素抵抗及高胰岛素血症促进多囊卵巢综合征的发展。

【病理生理】

多囊卵巢综合征的病理生理变化主要是内分泌和代谢的异常。内分泌异常包括促黄体生成素（LH）高值、促卵泡成熟素（FSH）低值（LH/FSH 比值增大），雄激素过高、雌酮过多。代谢异常主要是胰岛素抵抗和胰岛素高值。不同个体、不同年龄病人的病理生理特征差异较大。

(一) 内分泌异常的可能机制

1. LH 高值、FSH 低值及其作用

约 2/3 多囊卵巢综合征病人 LH 高值、LH/FSH>3。下丘脑过频的促性腺激素释放激素（GnRH）脉冲式分泌（可能是下丘脑功能失调）诱导垂体以相同的频率、但幅度增加地分泌过量的 LH。因过频分泌的 GnRH、长期外周雄烯二酮转化的雌酮及卵巢小卵泡合成的多量抑素反馈的抑制，垂体分泌低于正常量的 FSH，使 LH/FSH 比值增大。

过量的 LH 可影响卵泡的发育，导致排卵障碍，并与胰岛素共同作用促进卵巢间质、卵泡细胞合成过多的雄激素。

2. 雄激素过高及其作用

女性体内的雄激素主要有睾酮、雄烯二酮、脱氢表雄酮等。目前尚无一种机制可解释为何多囊卵巢综合征雄激素过高。多囊卵巢综合征病人循环血中约 60% 的雄烯二酮和睾酮来源于卵巢，约 40% 的雄烯二酮源自肾上腺、约 40% 的睾酮源自外周组织雄烯二酮的转换。过量的 LH 与过多的胰岛素共同作用促进卵巢间质、卵泡细胞合成过多的雄激素，卵巢间质和卵泡细胞也可因数量增多、LH 受体过表达增加雄激素的合成量。另外，多囊卵巢综合征病人之体激素合成酶系统存在某种缺陷，也可能与雄激素的合成增加有关。同时，由于病人肝脏性激素结合球蛋白合成减少，导致游离雄激素增加。

源自肾上腺的雄激素是雄烯二酮、脱氢表雄酮和硫酸脱氢表雄酮，可在外周组织转换成睾酮，参与多囊卵巢综合征的病理生理变化。

循环血高雄激素可导致多毛、痤疮等临床表现，雄烯二酮可在外周组织（如脂肪、肌肉等）芳香化酶的作用下转换成雌酮，参与 FSH 分泌的反馈抑制。

卵巢局部高雄激素可能参与卵巢多囊病变的形成。卵巢局部高雄激素可转换成活性较强的双氢睾酮，后者可抑制颗粒细胞芳香化酶活性和 FSH 诱导 LH 受体合成，从而阻止卵泡的发育，形成多发小卵泡（直径 2~10 mm）。卵巢楔形切除或腹腔镜下卵巢打孔可降低雄激素水平、恢复排卵。

（二）代谢异常的可能机制

胰岛素抵抗及其作用：胰岛素抵抗指外周组织对胰岛素敏感性降低，使胰岛素的生物效能低于正常。胰岛素通过细胞内信号传导途径发挥对卵巢的作用，包括调节葡萄糖代谢的促代谢途径和引起卵巢细胞分裂增值作用的促分裂途径。

40%~60%的多囊卵巢综合征病人存在胰岛素抵抗，原因包括胰岛素受体丝氨酸残基的过度磷酸化，减弱了信号传导或胰岛素受体基因突变、受体底物-Ⅰ以及受体后葡萄糖转运的缺陷。

胰岛素抵抗可导致机体代偿性形成高胰岛素血症、细胞内胰岛素/类胰岛素样生长因子的促分裂途径的作用因而放大；胰岛素与 LH 的共同作用可导致卵泡膜细胞和间质细胞的过度增殖，生成更多的雄激素；高胰岛素血症还可抑制肝脏性激素结合球蛋白合成，使游离性激素增加，加重高雄激素血症生物作用。

【临床表现】

多囊卵巢综合征常发病于青春期、生育期，以无排卵、不孕和肥胖、多毛等典型临床表现为主；中老年则出现因长期的代谢障碍导致的高血压、糖尿病、心血管疾病等。

（一）月经失调

病人的初潮年龄多为正常，但常在初潮后即出现月经失调，主要表现为月经稀发、经量少或闭经。少数病人表现为月经过多或不规则出血。

（二）不孕

多囊卵巢综合征病人由于持续的无排卵状态，导致不孕。异常的激素环境可影响卵细胞的质量、子宫内膜的容受性、甚至胚胎的早期发育，妊娠后易发生流产。

（三）多毛、痤疮

在高雄激素影响下，多囊卵巢综合征女性呈现不同程度的多毛，阴毛呈男性型分布、浓密，发生率为17%~18%。过多的雄激素转化为活性更强的双氢睾酮后，刺激皮脂腺分泌过盛，可出现痤疮。另外，还可有阴蒂肥大、乳腺萎缩等。极少数病例有男性化征象如声音低沉、喉结突出。

（四）肥胖

多囊卵巢综合征病人中 40% ~ 60% 的 BMI ≥ 25 kg/m²，且常呈腹部肥胖型（腰围/臀围 ≥ 0.80）。35% ~ 60% 的肥胖者伴有无排卵和多囊卵巢，其可能与外周组织雄烯二酮转化的雌酮过多、SHBG 合成减少所致的游离雌二醇和睾酮增加、卵巢局部高雄激素有关。腹部肥胖型内脏器官间也出现脂肪堆积，易导致代谢异常、心血管疾病等远期合并症。

（五）黑棘皮症

多囊卵巢综合征伴胰岛素抵抗病人可出现黑棘皮症，局部皮肤或大或小的天鹅绒样、角化过度、灰棕色病变，常分布在颈后、腋下、外阴、腹股沟等皮肤皱褶处。

（六）其他健康风险

1. 妊娠期风险

肥胖多囊卵巢综合征妇女流产率较高，妊娠期糖尿病和高血压疾病发病风险增高，同时围生期其他并发症风险也随之升高。

2. 生活质量问题

多囊卵巢综合征妇女心理障碍的患病率较高，疾病本身或它的临床表现（如肥胖、多毛、月经不调、不孕不育）可能增加焦虑、抑郁等情感障碍的发生。

（七）远期合并症

1. 糖尿病

胰岛素抵抗和高胰岛素血症、肥胖，易发展为糖耐量异常或糖尿病。

2. 心血管疾病

血脂代谢紊乱易引起动脉粥样硬化，从而导致冠心病、高血压等。

3. 肿瘤

持续的、无周期性的、相对偏高的雌激素水平和升高的雌酮与雌酮/雌二醇比值对子宫内膜的作用，又无孕激素拮抗，可增加子宫内膜癌发病率。

【辅助检查】

2009 年美国妇产科医师协会（ACOG）建议，若疑及多囊卵巢综合征时，可采用以下辅助检查，以便正确诊断、恰当治疗。

（一）体格检查

测定血压、确定 BMI、腰围、臀围，了解有无高血压和肥胖，确定肥胖类型。

（二）基础体温测定

不排卵病人表现为单相型基础体温曲线。

（三）盆腔检查及超声检查

盆腔检查有时可触及一侧或双侧增大的卵巢。超声检查可见包膜回声增强，轮廓较光滑，间质回声增强，一侧或双侧卵巢直径 2~9 mm 的卵泡≥12 个，和（或）卵巢体积卵泡围绕卵巢边缘，呈车轮状排列，称为"项链征"。连续监测不见优势卵泡发育及排卵。阴道超声检查较为准确，无性生活史的病人应经直肠超声检查。

（四）内分泌测定

1. 雄激素水平高

血清睾酮（T）、雄烯二酮（A）水平升高，少数病人脱氢表雄酮（DHEA）和硫酸酯（DHEAS）升高，性激素结合球蛋白（SHBG）水平降低。

2. 雌激素改变

雌酮（E_1）明显增多，雌二醇（E_2）相当于早、中卵泡期水平。病人体内总体雌激素处于较高水平。

3. 促性腺激素变化

LH 水平升高较恒定地维持在正常妇女月经周期中卵泡期上下水平，而 FSH 则相当于早卵泡期水平，因此 LH/FSH 比值多升高，常≥2~3。

4. 胰岛素抵抗及高胰岛素血症

年轻多囊卵巢综合征病人、接受促排卵治疗多囊卵巢综合征病人以及具有胰岛素抵抗或高雄激素血症临床特征者应测定空腹胰岛素水平。50%~60%多囊卵巢综合征病人呈现高胰岛素分泌和胰岛素抵抗，有发展为糖耐量受损和 2 型糖尿病的危险。

5. 空腹血脂、脂蛋白测定

肥胖型多囊卵巢综合征病人常合并血脂代谢异常，因此应对胆固醇及甘油三酯水平进行检测。

6. 血清催乳素（PRL）水平

10%~15%多囊卵巢综合征病人表现为轻度高催乳素血症，其可能为雌激素持续刺激所致。明显的高催乳素血症或催乳素瘤是多囊卵巢综合征的鉴别诊断之一。

7. 促甲状腺素（TSH）水平

以排除甲状腺功能异常引起的高雄激素血症。

8. 17 羟孕酮（17-OHP）

常用于雄激素升高时与肾上腺皮质增生症鉴别。

【诊断】

国际不同专家组认可的诊断标准不一，目前中华医学会妇产科分会推荐采用 2003 年欧洲人类生殖和胚胎协会（ESHRE）与美国生殖医学会（ASRM）的鹿特丹专家会议推荐的标准：月经稀发或闭经、高雄激素血症以及超声检查诊断多囊卵巢三项指标中任何 2 项。

【鉴别诊断】

（一）产生雄激素的卵巢肿瘤

如门细胞瘤、支持-间质细胞瘤，可产生大量雄激素，出现男性化表现如喉结大、阴蒂增大、血雄激素水平明显升高，可行超声、CT 检查协助诊断。

（二）先天性肾上腺皮质增生

一种常染色体隐性遗传病，是由于皮质醇生物合成过程中有酶的缺陷，以 21-羟化酶缺陷最常见，可引起 17α-羟孕酮和雄激素水平增高，对 ACTH 兴奋试验反应亢进。

（三）库欣综合征

是由各种原因导致肾上腺皮质功能亢进，促使皮质醇及其中间产物雄激素过量分泌所致。实验室检查发现血浆皮质醇正常的昼夜节律消失，尿游离皮质醇增高，过夜小剂量地塞米松抑制实验是筛选本病的简单方法。

（四）甲状腺功能异常

临床上也可有月经失调或闭经，可检测血清促甲状腺激素（TSH）鉴别之。

【治疗】

多囊卵巢综合征的治疗应基于病人的病变特征和要求综合考虑。

（一）调整生活方式

主要指控制体重和增加体育锻炼。调整饮食和适当锻炼对多囊卵巢综合征治疗作用机制尚不清楚，但其有利于改善促排卵治疗结局，体重减轻 5%～10% 有一定的临床意义。

（二）调整月经周期

可采用口服避孕药和孕激素后半周期疗法，有助于调整月经周期、纠正高雄激素血症，改善高雄激素的临床表现。其周期性撤退性出血可改善子宫内膜状态，预防子宫内膜癌的发生。

1. 口服避孕药作用及注意点

需应用孕激素为主的口服避孕药，其中孕激素可以限制雌激素的促内膜生长作用，同时很好地控制周期，尤其适用于有避孕需求的生育期病人。应注意口服避孕药的潜在风险，不宜用于有血栓性疾病、心脑血管疾病高危因素及 40 岁以上吸烟的女性，用药期间应监测血糖、血脂变化。青春期女孩应用口服避孕药前，应做好充分的知情同意。

2. 孕激素后半周期疗法

适用于无严重高雄症状和代谢紊乱的病人。于月经周期后半期（月经第16~25 日）口服地屈孕酮片 10 mg/d，每日 2 次，共 10 日；或微粒化孕酮 200~300 mg/d，5~7 日；或醋酸甲羟孕酮 10 mg/d，连用 10 日；或肌注黄体酮 20 mg/d，共 5 日。

（三）多毛、痤疮及高雄激素治疗

可采用短效口服避孕药，首选复方醋酸环丙孕酮。其含有醋酸环丙孕酮（CPA）2 mg 和炔雌醇（EE）35 μg。炔雌醇可以升高 SHBG，以降低游离睾酮水平；醋酸环丙孕酮可抑制裂解酶活性，减少雄激素合成，并在靶器官与雄激素竞争结合受体，阻断雄激素的外周作用；通过抑制下丘脑–垂体 LH 分泌而抑制卵泡膜细胞高雄激素生成。痤疮治疗需用药 3 个月，多毛治疗需用药 6 个月，但停药后高雄激素症状将恢复。

（四）胰岛素抵抗的治疗

适用于肥胖或有胰岛素抵抗的病人，可采用二甲双胍治疗。二甲双胍可增强周围组织对葡萄糖的摄入、抑制肝糖产生并在受体后水平增强胰岛素敏感性、减少餐后胰岛素分泌，改善胰岛素抵抗。用法：初起可 250 mg/次，每日 2 次或 3 次，2~3 周后可根据病情调整用量至 500 mg/次，3~6 个月复诊，了解月经和排卵恢复情况，有无不良反应，复查血胰岛素。二甲双胍最常见的是胃肠道反应，餐中用药可减轻反应。严重的副作用是可能发生肾功能损害和乳酸性酸中毒，须定期复查肾功能。

（五）促排卵治疗

适用于有生育要求病人。

1. 氯米芬

氯米芬有弱的抗雌激素作用，可与下丘脑和垂体的内源性雌激素受体相竞争，解除对垂体分泌促性腺激素的抑制，促进 FSH 和 LH 的分泌，从而诱发排卵。氯米芬也能影响宫颈黏液，使精子不宜生存与穿透；影响输卵管蠕动及子宫内膜发育，不利于胚胎着床。应用氯米芬时，也可于近排卵期适量加用戊酸雌二醇等天然雌激素，以减少其抗雌激素作用对子宫内膜及宫颈黏液的不良影响。用法：自然或人工诱发月经周期的第 5 日起，50~150 mg/d（可根据病人体重及以往治疗反应决定），共 5 日。

2. 来曲唑（LE）

为芳香化酶抑制剂，原用于治疗雌激素依赖性疾病，20 世纪末应用于促排卵治疗。其阻断雌激素产生，可解除雌激素对下丘脑-垂体-性腺轴的负反馈抑制，使内源性促性腺激素分泌增多，刺激卵泡发育。在卵巢内部，LE 阻断雄激素向雌激素转化，导致雄激素在卵泡内积聚，从而增强 FSH 受体的表达，扩大 FSH 效应，并促使卵泡发育。同时，卵泡内雄激素蓄积可刺激胰岛素样生长因子-1（IGF-1）及其他自分泌和旁分泌因子的表达增多，在外周水平通过 IGF-1 系统提高卵巢对激素的反应性。已有大量研究证实 LE 与氯米芬有相同或更好的促排卵效果及临床妊娠结局。常用剂量 2.5 mg/d，月经第三日起，连续 5 天。因来曲唑药物适应证上尚无用于促排卵治疗，故临床使用应慎重，应做好充分的知情同意。

3. 促性腺激素

FSH 或尿促性素（hMG），通常于自然月经来潮或黄体酮撤退出血第 5 日，每日肌注 75 U，根据超声监测卵泡发育情况增减用量，优势卵泡直径达 18 mm 时，肌注 hCG 5000~10000 U，以诱发排卵。若有 3 个卵泡同时发育，应停用 hCG，以避免卵巢过度刺激综合征发生。hMG 也可与氯米芬、LE 联合应用。

（六）腹腔镜下卵巢打孔术

主要适用于 BMI≤34 kg/m²，LH>10 mU/ mL，游离睾酮高者以及氯米芬和常规促排卵治疗无效的病人。可能的作用机制：降低雄激素水平、恢复排卵。

（七）体外受精-胚胎移植（IVF-ET）

难治性多囊卵巢综合征病人，可采用 IVF-ET 方法助孕。

第三节　高催乳素血症

任何原因导致 PRL 水平异常升高，超过其检测实验室标准上限数值者（一般>1.14 nmol/L，或 25 μg/L）应视为高催乳素血症。高催乳素血症可引起性腺功能减退、不孕或溢乳。

【发病机制及原因】

下丘脑神经递质（多巴胺）途经垂体柄门静脉系统抑制性调节垂体催乳素细胞合成和分泌 PRL，促甲状腺激素释放激素（TRH）、表皮生长因子（EGF）和多巴胺能受体阻断剂可正性调节 PRL 的分泌。任何影响多巴胺生成及输送、自主性 PRL 的合成和分泌以及传入神经刺激增强的因素都可导致血清 PRL 水平异常升高。高水平的 PRL 可通过影响或抑制正常下丘脑 GnRH 释放的脉冲式节律导致无效的或低水平的促性腺激素分泌，从而引起无排卵和闭经。

（一）影响下丘脑多巴胺生成及输送的病变

颅底脑膜炎、颅咽管瘤、神经胶质细胞瘤、空泡蝶鞍综合征、外伤、手术、动-静脉畸形、帕金森病、精神创伤等影响多巴胺的释放和传递，从而引起 PRL

的升高。

（二） 自主性 PRL 合成和分泌的病变

见于垂体催乳素瘤、生长激素（GH）腺瘤、促肾上腺皮质激素（ACTH）腺瘤等以及异位 PRL 分泌（如未分化支气管肺癌、肾上腺样瘤、胚胎癌等）等病变，其中最常见的为催乳素瘤。催乳素瘤按直径大小可分为微腺瘤（<1 cm）和大腺瘤（≥1 cm）。多数催乳素瘤病人血清 PRL 水平可达 100 μg/L，并伴有溢乳。随着催乳素瘤增大，其可压迫垂体柄，从而阻断下丘脑多巴胺的抑制作用。

（三） 传入神经刺激增强的因素

胸壁外伤、手术、烧伤、带状疱疹等也可通过反射引起 PRL 升高。

（四） 内分泌疾患

原发性甲状腺功能减退可引起 PRL 的升高。

（五） 药物影响

长期服用多巴胺受体阻断剂、儿茶酚胺耗竭类、鸦片类和抗胃酸类药物以及避孕药等可使垂体分泌 PRL 增多。

（六） 特发性高催乳激素血症

无明确原因，多因病人的下丘脑-垂体功能紊乱，从而导致 PRL 分泌增加。PRL 多为 60~100 μg/L。诊断前需排除垂体微腺瘤。

【临床表现】

（一）溢乳

超过 50% 的高催乳激素血症病人伴有溢乳。在非妊娠和非哺乳期出现溢乳或挤出乳汁，或断奶数月仍有乳汁分泌，通常是乳白、微黄色或透明液体，非血性。部分病人 PRL 水平较高但无溢乳表现，可能与其分子结构有关。

（二）月经紊乱或闭经

轻度高值（<50 μg/L）者可能仅导致排卵前卵泡发育不良而引起黄体期缩短；中度高值（50~100 μg/L）者多表现为月经稀发甚至闭经。

（三）不孕或流产

卵巢排卵障碍或黄体功能不足可导致不孕或流产。

（四）垂体前叶腺瘤的压迫症状

微腺瘤一般无明显症状；大腺瘤可压迫蝶鞍隔出现头痛、头胀等；当腺瘤向前侵犯或压迫视交叉或影响脑脊液回流时，也可出现头痛、呕吐和眼花，甚至视野缺损和动眼神经麻痹。

（五）性功能改变

重度高值（>100 μg/L）者可导致典型的低促性腺激素、低雌激素并伴有生殖器官萎缩、性欲减低及骨质疏松。

【辅助检查】

（一）血清学检查

若无静脉穿刺异常，一次性血清 PRL 值高于正常值上限即可诊断，不建议动态检测 PRL。有疑问时，可于他日不同时间复测。多囊卵巢综合征合并高催乳素血症病人可伴 LH 和雄激素升高。

（二）影像学检查

无明确病因的 PRL 轻度高值或 >100 μg/L 者均应行鞍区影像学检查（MRI 或 CT），以明确是否存在垂体腺瘤、颅内肿瘤或空蝶鞍综合征等病变。

（三）眼底、视野检查

垂体肿瘤增大可侵犯和（或）压迫视交叉，引起视神经盘水肿；也可因肿瘤损伤视交叉不同部位而有不同类型视野缺损，因而眼底、视野检查有助于确定垂体腺瘤的部位和大小。

【诊断】

根据血清学检查 PRL 异常高值，同时伴有溢乳、闭经及月经紊乱、不育、头痛、眼花、视觉障碍及性功能改变等临床表现，可诊断为高催乳素血症。诊断时应注意某些生理状态如妊娠、哺乳、夜间睡眠、长期刺激乳头乳房、性交、过饱或饥饿、运动和精神应激等都会导致 PRL 轻度升高。因此，临床测定 PRL 时应避免生理性影响，在 9~12 时取血测定较为合理。在包括 MRI 或 CT 等各种检查后未能明确催乳素异常增高原因的病人可诊断为特发性高催乳素血症，但应注意对其长期随访，小部分病人甚至 10~20 年后出现垂体瘤。

【治疗】

治疗目标是控制高 PRL 血症、恢复正常月经和排卵功能、减少乳汁分泌及改善其他症状（如头痛和视功能障碍等）。治疗方法的选择，应根据病人年龄、生育状况和要求，在充分告知病人各种治疗方法的优势和不足的情况下，充分尊重病人的意见，帮助病人作出适当的选择。

（一）PRL 轻度高值但无临床症状者

仅 PRL 轻度高值，但月经规律、卵巢功能未受影响、无溢乳且正常生活者或特发性高催乳素血症可不必治疗，应定期复查，观察临床表现和 PRL 值的变化。

（二）PRL 高值伴临床症状者

治疗方法有药物治疗、手术治疗及放射治疗。

1. 药物治疗

（1）溴隐亭：为非特异性多巴胺受体激动剂，可兴奋多巴胺 D1 和 D2 受体，抑制催乳素的合成分泌，是治疗高催乳素血症最常用的药物。一般每日 2.5~5 mg 可降低 PRL 水平、抑制溢乳、恢复排卵，但少数病人需每日 12.5 mg 才见效。无垂体肿瘤的高催乳素血症者不必长期用药，一般 1 年后停药，根据 PRL 情况酌情处理。催乳素腺瘤病人应长期用药，可使部分腺瘤萎缩、退化或停止生长。

有生育要求的病人应待 PRL 值正常并稳定一段时间后再妊娠为宜。尽管目前认为溴隐亭对妊娠是安全的，但仍主张一旦妊娠，应考虑停药。虽然妊娠期催乳素腺瘤增大情况少见，但仍应加强监测，定期复查视野（妊娠 20、28、38

周）。若有异常，应及时行 MRI 检查。溴隐亭副作用主要有恶心、呕吐、眩晕、疲劳和体位性低血压等，用药数日后可自行消失，故治疗应从小剂量开始，根据病人对药物的敏感性和耐受性每 3~7 日加量 1 次至有效维持量，可在晚餐后或睡前服。新型溴隐亭长效注射剂克服了因口服造成的胃肠道功能紊乱，50~100 mg/次，每 28 日 1 次，是治疗大催乳素腺瘤安全有效的方法，可长期控制肿瘤的生长并使瘤体缩小，副作用较少，用药方便。

（2）喹高利特：选择性多巴胺 D_2 受体激动剂，副作用更少。用于溴隐亭副作用无法耐受或无效时。

（3）维生素 B_6：作为辅酶在下丘脑中多巴向多巴胺转化时加强脱羟及氨基转移作用，与多巴胺受体激动剂起协同作用。临床用量可达 60~100 mg/次，每日 2~3 次。

2. 手术治疗

垂体肿瘤产生明显压迫及神经系统症状或药物治疗无效时，应考虑手术治疗。经蝶窦手术是最为常用的方法，开颅手术少用。术前可用溴隐亭使肿瘤减小，减少术中出血。

3. 放射治疗

主要适用于大的侵袭性肿瘤、术后残留或复发的肿瘤；药物治疗无效或不能耐受药物治疗副作用的病人；有手术禁忌或拒绝手术的病人以及部分不愿长期服药的病人。

第四节　绝经综合征

绝经指卵巢功能停止所致永久性无月经状态。绝经的判断是回顾性的，停经后 12 个月随诊方可判定绝经。围绝经期是妇女自生育期的规律月经过渡到绝经的阶段，包括从出现与卵巢功能下降有关的内分泌、生物学和临床特征起，至末次月经后 1 年。绝经综合征指妇女绝经前后出现的一系列绝经相关症状。

绝经可分为自然绝经和人工绝经两种。前者指卵巢内卵泡耗竭，或残余的卵泡对促性腺激素丧失了反应，卵泡不再发育和分泌雌激素，导致绝经。后者是指手术切除双侧卵巢或放射线治疗和化疗等损伤卵巢功能。人工绝经者更易发生绝经综合征。

绝经年龄与遗传、营养、地区、环境、吸烟等因素有关。

【围绝经期和绝经后的性激素、抑制素变化】

围绝经期最早的变化是卵巢功能的衰退，继后下丘脑-垂体功能退化。

（一）雌激素

绝经过渡期早期的特征是雌激素水平波动很大，整个绝经过渡期雌激素不呈逐渐下降趋势，而是在卵泡生长发育停止时，雌激素水平才下降。绝经后雌激素主要是由来自肾上腺皮质以及来自卵巢的睾酮和雄烯二酮经周围组织如肌肉和脂肪中芳香化酶转化的雌酮。

（二）孕酮

在绝经过渡期仍有排卵时有孕酮分泌，但因黄体功能不全，孕酮量减少。绝经后极少量孕酮可能来自肾上腺。

（三）雄激素

卵巢产生的雄激素是睾酮和雄烯二酮。绝经前，血液中 50% 的雄烯二酮和 25% 的睾酮来自卵巢；绝经后雄烯二酮产生量约为绝经前的一半，其中 85% 来自肾上腺，15% 来自卵巢间质细胞；绝经后早期因卵巢间质细胞受到大量的促性腺激素刺激所致，卵巢产生睾酮较绝经前增多使循环中雄激素与雌激素的比例显著上升；性激素结合蛋白降低，使游离雄激素增高。

（四）促性腺激素

绝经过渡期仍有排卵的妇女，其 FSH 在多数周期中升高，LH 在正常范围。绝经后，FSH、LH 明显升高，FSH 升高更为显著，FSH/LH>1。自然绝经 1 年内，FSH 能上升 13 倍，而 LH 仅上升 3 倍。绝经 2~3 年内，FSH/LH 达最高水平，以后随年龄增长渐下降，但仍在较高水平。

（五）抑制素

绝经后妇女血抑制素浓度下降，较雌二醇下降早且明显，可能成为反映卵巢功能衰退更敏感的标志。抑制素浓度与 FSH 水平呈负相关，绝经后卵泡抑制素极低，而 FSH 升高。

【临床表现】

围绝经期出现最早的临床症状是月经改变，大致分为 3 种类型：①月经周期缩短，经量减少，最后绝经；②月经周期不规则，周期和经期延长，经量增多，甚至大出血或出血淋漓不断，然后逐渐减少而停止；③月经突然停止，较少见。绝经前后多数妇女开始出现雌激素缺乏相关症状。早期主要是血管舒缩症状、精神神经系统症状和躯体症状，绝经数年后逐渐出现泌尿生殖道萎缩性变化、代谢改变和心血管疾病、骨质疏松及认知功能下降等退行性变或疾病。

（一）血管舒缩症状

主要表现为潮热、多汗。潮热起自前胸，涌向头颈部，然后波及全身。少数妇女仅局限在头、颈和乳房。在潮红的区域病人感到灼热，皮肤发红，持续数秒至数分钟不等，发作频率每天数次至 30~50 次。夜间或应激状态易促发。

（二）精神神经症状

往往出现激动易怒、焦虑、多疑、情绪低落、自信心降低、情绪失控等症状。记忆力减退及注意力不集中、睡眠障碍也是常见表现。

（三）泌尿生殖道症状

包括外阴阴道干燥或瘙痒、性交困难疼痛、性欲低下、子宫脱垂、膀胱或直肠膨出、尿频、尿急、压力性尿失禁、反复发作的尿路感染。

（四）代谢异常和心血管疾病

一些绝经后妇女血压升高或血压波动；心悸，心律不齐，常为期前收缩，心电图常表现为房性期前收缩，或伴随轻度供血不足表现。体重增加明显、糖脂代谢异常增加、心血管疾病随年龄而增加。

（五）骨质疏松

绝经早期的骨量快速丢失和骨关节的退行性变可导致腰背、四肢疼痛，关节痛。可由于骨质疏松症出现椎体压缩性骨折致驼背，桡骨远端、股骨颈等易发生骨折。

【诊断和鉴别诊断】

绝经期综合征症状多样、复杂，但非特异性，需要注意与器质性病变鉴别诊断。

（一）诊断

1. 病史询问

仔细询问症状、月经史，绝经年龄；婚育史；既往史，是否切除子宫或卵巢，有无心血管疾病史、肿瘤史及家族史，以往治疗所用的激素、药物。

2. 体格检查

全身检查和妇科检查。

3. 辅助检查

（1）激素测定：选择性激素测定有助于判断卵巢功能状态。①FSH>40 U/L，提示卵巢功能衰竭；②抑制素 B：当血清 INHB≤45 ng/L，是卵巢功能减退的最早标志，比 FSH 更敏感；③抗苗勒氏激素：AMH≤0.5～1.0 ng/ mL 预示卵巢储备功能下降。

（2）超声检查：基础状态卵巢的窦卵泡数减少、卵巢容积缩小、子宫内膜变薄；阴道不规则流血者应排除器质性病变。

（3）骨密度测定：确诊有无骨质疏松。

（二）鉴别诊断

妇女在绝经过渡期不规则阴道流血伴子宫内膜厚疑有子宫内膜病变者，可行诊刮及子宫内膜病理检查，或宫腔镜检查。围绝经期出现高血压须除外高血压病或嗜倍细胞瘤、心血管疾病、泌尿生殖器官的器质性病变，也要与精神病、甲亢等鉴别。

【预防】

目前尚未能延迟自然绝经的来临。但围绝经期妇女可以加强自我保健，寻求医疗辅助，缓解或减轻绝经综合征症状。

有关绝经前妇女切除子宫时，是否切除卵巢的临床问题，尚有争议；保留卵巢有其恶变和盆腔疼痛等低风险，但其利大于弊。

【治疗】

围绝经期妇女由于精神状态、生活环境各不相同，其出现综合征的轻重差异很大。有些妇女不需治疗，有的妇女则需要医疗干预才能控制症状。

（一）一般处理和对症治疗

围绝经期是自然的生理过程，应以积极的心态适应这一变化。心理治疗是围绝经期治疗的重要组成部分，如有睡眠障碍，影响生活质量，可选用睡前服用艾司唑仑 1~2 mg，咪唑唑仑 10~15 mg，思诺思 10 mg，阿普唑仑 0.4~0.8 mg。为预防骨质疏松，坚持体育锻炼，增加日晒时间，摄入足量蛋白质和含钙食物。潮热治疗可用选择性 5-羟色胺再吸收抑制剂，如文拉法辛 150 mg/d；帕罗西汀 20~50 mg/d。其他药物还有黑升麻异丙醇萃取物，40~200 mg/d 口服。

（二）激素治疗或激素补充治疗

激素治疗是针对绝经过渡期和绝经后相关健康问题的必要医疗措施。出现绝经相关症状并存在其他疾病时，在排除禁忌证后，可于控制合并疾病的同时应用激素治疗，并根据个体情况选择治疗方案。目前，激素治疗不宜用于心血管疾病的一级预防以及冠心病的二级预防。

1. 适应证

（1）首要适应证为绝经相关症状（如血管舒缩症状、泌尿生殖道萎缩症状、神经精神症状等）。

（2）有骨质疏松症的危险因素（含低骨量）及绝经后骨质疏松症。

2. 治疗时机

在卵巢功能开始减退并出现相关症状后即可应用。

3. 禁忌证

激素治疗的禁忌证为：①已知或可疑妊娠、原因不明的阴道出血；②已知或可疑患有乳腺癌、与性激素相关的恶性肿瘤、脑膜瘤（禁用孕激素）等；③最近6个月内患有活动性静脉或动脉血栓栓塞性疾病、严重肝肾功能障碍、血卟啉症、耳硬化症、系统性红斑狼疮。

4. 慎用者

子宫肌瘤、子宫内膜异位症、子宫内膜增生史、高乳素血症、尚未控制的糖尿病及严重的高血压、血栓形成倾向、胆囊疾病、癫痫、偏头痛、哮喘、乳腺良性疾病、乳腺癌家族史者。

5. 激素治疗流程

（1）治疗前的评估：根据病史、妇科检查及相关辅助检查（根据需要选择，应注意乳腺和子宫内膜的检查），评估是否有应用激素治疗的适应证、禁忌证或慎用者。应告知病人激素治疗的利弊，使其知情后作出选择。

（2）个体化治疗：应根据病人年龄、子宫及卵巢功能情况（绝经过渡期、绝经早期或绝经晚期）以及是否有其他危险因素等，制订个体化的激素治疗方案，其原则是最小有效剂量。

（3）监测及注意事项：激素治疗过程中，须注意判断激素治疗是否有效、有无不良反应、个体危险/受益比是否发生改变、评价是否需要继续激素治疗或调整方案。

6. 激素治疗方案

在综合评估治疗目的和风险的前提下，采用最低有效剂量。没有必要限制激素治疗的期限，但在应用激素治疗期间应至少于每年进行 1 次个体化危险/受益评估，并决定是否继续或长期应用。为预防血栓形成，因疾病或手术需要长期卧床者酌情停用。

激素治疗的方案：可采用单纯雌激素、单纯孕激素以及雌、孕激素联合应用的治疗方案。

（1）单用孕激素：周期使用，用于绝经过渡期出现的无排卵月经紊乱。

（2）单用雌激素：适用于已切除子宫的妇女。

（3）联合应用雌、孕激素：适用于有完整子宫的妇女。序贯或周期联合方案适用于年龄较轻，绝经后的早期或愿意有月经样定期出血的妇女。连续联合的方案可避免周期性出血，适用于年龄较长或不愿意有月经样出血的绝经后期妇女。但是在实施早期，可能有难以预料的非计划性出血，通常发生在用药的 6 个月以内。

7. 副作用及危险性

（1）子宫出血：用药期间的异常出血，多为突破性出血，应了解有无服药错误，超声检查内膜，必要时作诊刮排除子宫内膜病变。

（2）雌激素副作用：雌激素剂量过大时可引起乳房胀、白带多、头痛、水肿、色素沉着等，酌情减量可减少其副作用。

（3）孕激素的副作用：包括抑郁、易怒、乳房痛和水肿，极少数病人甚至不耐受孕激素。改变孕激素种类可能减少其副作用。少数妇女接受激素补充治疗（HRT）后，可因为水钠潴留造成短期内体重增加明显。

（4）肿瘤：①子宫内膜癌：有子宫的妇女长期单独应用雌激素使子宫内膜癌和子宫内膜增生的危险增加 6～12 倍；但加用孕激素则相对危险性降至0.2~0.4。②乳腺癌：有子宫的妇女随机给予雌孕激素联合治疗，平均随访5.2 年，浸润性乳腺癌的相对风险增加 26%，对无子宫妇女给单一结合雌激素治疗平均 6 年浸润性乳癌的发病风险不增加。

（三）防治骨质疏松症

1. 绝经后补充雌激素

可以阻止雌激素降低引起的快速骨丢失，雌激素是绝经早期妇女预防绝经后骨质疏松症的首选药物。如果有 HRT 禁忌证，则可使用其他的骨吸收抑制剂。

（1）双磷酸盐类：常用阿仑磷酸钠，预防剂量 5 mg/d，治疗剂量 10 mg/d；利塞瞬酸钠 5 mg/d，必须空腹用白水送服，服药后保持直立和禁食至少 30 分钟。

（2）降钙素类：鲑降钙素，用法 100 U 肌内或皮下注射，每日或隔日 1 次，2 周后改为 50 U，皮下注射，每月 2~3 次。

（3）雷洛昔芬是选择性雌激素受体调节剂，用法为 60 mg/d。

2. 其他预防措施

（1）摄入足够的钙量：钙不能单独作为骨吸收抑制剂用于绝经后骨质疏松症的防治，而是作为必要的基础治疗，应用雌激素者妇女的适当钙摄入量为 1000 mg/d，不用雌激素者为 1500 mg/d，65 岁以后应为 1500 mg/d。临床应用的钙剂有碳酸钙、磷酸钙、氯酸钙、枸橼酸钙等制剂。与维生素 D（每日至少口服 400~500 U）合用有利于钙的完全吸收。

（2）健康生活方式：户外运动接触紫外线可以增加体内合成的维生素 D；运动则促进骨骼发育及骨量增加。避免不良习惯：如吸烟、嗜酒及偏食等。

第二章 妇科肿瘤

女性生殖器肿瘤有良性、交界性（卵巢）及恶性之分，可发生于女性生殖器的各个部位，但以子宫的肿瘤最为常见，是危害妇女健康的常见疾病。常见的良性肿瘤是子宫肌瘤；恶性肿瘤为宫颈癌、子宫内膜癌。肿瘤的诊断依据是病理，恶性肿瘤的分期对制订治疗方案、判断预后有重要的指导意义，也是诊断必不可少的内容。主要治疗方法有手术、放疗、化疗、免疫及综合治疗。规范化、微创化、人性化是妇科肿瘤治疗的发展趋势，有效的预防措施可明显降低妇科恶性肿瘤的发病。

第一节 子宫肌瘤

子宫肌瘤是女性生殖器最常见的良性肿瘤，由平滑肌及结缔组织组成。常见于 30~50 岁妇女。据尸检统计，30 岁以上妇女约 20% 有子宫肌瘤。因肌瘤多无或很少有症状，临床报道发病率远低于肌瘤真实发病率。

【发病相关因素】

确切病因尚未明了。因肌瘤好发于生育年龄，青春期前少见，绝经后萎缩或消退，提示其发生可能与雌、孕激素相关。目前认为，肌瘤的形成可能是因单平滑肌细胞的突变，如染色体 12 号和 14 号易位、7 号染色体部分缺失等，从而导致肌瘤中促生长的细胞因子增多，如 TGF-B、EGF、IGF-1 等；雌激素受体（ER）和孕激素受体（PR）高表达。

此外，与种族及遗传可能相关。

【分类】

（一）按肌瘤生长部位

分为子宫体肌瘤（90%）和子宫颈肌瘤（10%）。

（二）按肌瘤与子宫肌壁的关系分为 3 类

1. 肌壁间肌瘤

占 60%～70%，肌瘤位于子宫肌壁间，周围均被肌层包围。

2. 浆膜下肌瘤

约占 20%，肌瘤向子宫浆膜面生长，并突出于子宫表面，肌瘤表面仅由子宫浆膜覆盖。若瘤体继续向浆膜面生长，仅有一蒂与子宫相连，称为带蒂浆膜下肌瘤．营养由蒂部血管供应。若血供不足肌瘤可变性坏死。若蒂扭转断裂，肌瘤脱落形成游离性肌瘤。若肌瘤位子宫体侧壁向宫旁生长突出于阔韧带两叶之间称阔韧带肌瘤。

3. 黏膜下肌瘤

占 10%～15%。肌瘤向宫腔方向生长，突出子宫腔，仅为黏膜层覆盖。黏膜下肌瘤易形成蒂，在宫腔内生长犹如异物，常引起子宫收缩，肌瘤可被挤出宫颈外口而突入阴道。

随着子宫镜技术的发展，部分黏膜下肌瘤也可在子宫镜辅助下切除。2011年国际妇产科联盟（FIGO）将黏膜下肌瘤分为三型：0 型，完全突出于子宫腔内（仅以蒂相连）；Ⅰ型，不足 50% 的瘤体位于子宫肌层内；Ⅱ型，大于（或含）50% 的瘤体位于子宫肌层内。

子宫肌瘤常为多个，≥两个各种类型的肌瘤发生在同一子宫，称多发性子宫肌瘤。

【病理】

（一）巨检

肌瘤为实质性球形肿块，表面光滑，质地较子宫肌层硬，压迫周围肌壁纤维形成假包膜，肌瘤与假包膜间有一层疏松网状间隙，故易剥出。肌瘤切面呈灰白色，可见旋涡状或编织状结构。肌瘤颜色和硬度与纤维组织多少有关。

（二）镜检

肌瘤主要由梭形平滑肌细胞和纤维结缔组织构成。肌细胞大小均匀，排列成旋涡状或栅状，核为杆状。极少情况下尚有一些特殊的组织学类型，如富细胞性、奇异型、上皮样平滑肌瘤及静脉内和播散性腹膜平滑肌瘤等，这些特殊类型平滑肌瘤的性质及恶性潜能与细胞有丝分裂象多少或组织的坏死类型密切相关。

【肌瘤变性】

肌瘤变性是肌瘤失去了原有的典型结构。常见的变性有：

（一）玻璃样变

又称透明变性，最常见。肌瘤剖面漩涡状结构消失为均匀透明样物质取代。镜下见病变区肌细胞消失，为均匀透明无结构区。

（二）囊性变

子宫肌瘤玻璃样变继续发展，肌细胞坏死液化即可发生囊性变，此时子宫肌瘤变软，肌瘤内出现大小不等的囊腔，腔内含清亮无色液体，也可凝固成胶冻状。镜下见囊腔为玻璃样变的肌瘤组织构成，内壁无上皮覆盖。

（三）红色样变

多见于妊娠期或产褥期，为肌瘤的一种特殊类型坏死，发生机制不清，可能与肌瘤内小血管退行性变引起血栓及溶血，血红蛋白渗入肌瘤内有关。病人可有剧烈腹痛伴恶心呕吐、发热，白细胞计数升高，检查发现肌瘤迅速增大、压痛。肌瘤剖面为暗红色，如半熟的牛肉，有腥臭味，质软，旋涡状结构消失。镜检见组织高度水肿，假包膜内大静脉及瘤体内小静脉血栓形成，广泛出血伴溶血，肌细胞减少，细胞核常溶解消失，并有较多脂肪小球沉积。

（四）肉瘤样变

少见，仅为0.4%~0.8%，常见于绝经后伴疼痛和出血的病人，瘤组织变软且脆，切面灰黄色，似生鱼肉状．与周围组织界限不清。镜下见平滑肌细胞增生，排列紊乱，漩涡状结构消失，细胞有异型性。

（五）钙化

多见于蒂部细小血供不足的浆膜下肌瘤以及绝经后妇女。

【临床表现】

（一）症状

多无明显症状，仅在体检时偶然发现。症状与肌瘤部位、有无变性相关，而与肌瘤大小、数目关系不大。常见症状有：

1. 经量增多及经期延长

多见于大的肌壁间肌瘤及黏膜下肌瘤者，肌瘤使宫腔增大子宫内膜面积增加，并影响子宫收缩可有经量增多、经期延长等症状。黏膜下肌瘤伴坏死感染时，可有不规则阴道流血或血样脓性排液。长期经量增多可继发贫血。

2. 下腹肿块

肌瘤初起时腹部摸不到肿块，当肌瘤逐渐增大使子宫超过了 3 个月妊娠大小较易从腹部触及。肿块居下腹正中部位，实性、可活动、无压痛、生长缓慢。巨大的黏膜下肌瘤脱出阴道外，病人可因外阴脱出肿物来就医。

3. 白带增多

肌壁间肌瘤使宫腔面积增大，内膜腺体分泌增多，并伴有盆腔充血致使白带增多；子宫黏膜下肌瘤一旦感染可有大量脓样白带，如有溃烂、坏死、出血时可有血性或脓血性有恶臭的阴道溢液。

4. 压迫症状

子宫前壁下段肌瘤可压迫膀胱引起尿频、尿急；子宫颈肌瘤可引起排尿困难、尿潴留；子宫后壁肌瘤峡部或后壁。可引起下腹坠胀不适、便秘等症状。阔韧带肌瘤或宫颈巨型肌瘤向侧方发展嵌入盆腔内压迫输尿管使上泌尿路受阻，形成输尿管扩张甚至发生肾盂积水。

5. 其他

常见下腹坠胀、腰酸背痛，经期加重。黏膜下和引起宫腔变形的肌壁间肌瘤可引起不孕或流产。

（二）体征

与肌瘤大小，位置，数目及有无变性相关。大肌瘤可在下腹部扪及实质性不规则肿块。妇科检查子宫增大，表面不规则单个或多个结节状突起。浆膜下肌瘤可扪及单个实质性球状肿块与子宫有蒂相连。黏膜下肌瘤位子宫腔内者子宫均匀增大；黏膜下肌瘤脱出子宫颈外口，检查即可看到子宫颈口处有肿物，粉红色，表面光滑，宫颈四周边缘清楚，如伴感染时可有坏死、出血及脓性分泌物。

【诊断及鉴别诊断】

根据病史及体征诊断多无困难。超声是常用的辅助检查手段，能区分子宫肌瘤与其他盆腔肿块。MRI 可准确判断肌瘤大小、数目和位置。如有需要，还可选择子宫镜、腹腔镜、子宫输卵管造影等协助诊断。

子宫肌瘤应与下列疾病鉴别：

（一）妊娠子宫

应注意肌瘤囊性变与妊娠子宫先兆流产鉴别。妊娠时有停经史，早孕反应，子宫随停经月份增大变软，借助尿或血 hCG 测定、超声可确诊。

（二）卵巢肿瘤

多无月经改变，呈囊性位于子宫一侧。注意实质性卵巢肿瘤与带蒂浆膜下肌瘤鉴别，肌瘤囊性变与卵巢囊肿鉴别。注意肿块与子宫的关系，可借助超声协助诊断，必要时腹腔镜检查可明确诊断。

（三）子宫腺肌病

局限型子宫腺肌病类似子宫肌壁间肌瘤，质硬，亦可有经量增多等症状。但子宫腺肌病有继发性渐进性痛经史，子宫多呈均匀增大，超声检查可有助于诊断。有时两者可以并存。

（四）子宫恶性肿瘤

1. 子宫肉瘤

好发于围绝经期妇女，生长迅速。多有腹痛、腹部肿块及不规则阴道流血，超声及磁共振检查有助于鉴别。

2. 子宫内膜癌

以绝经后阴道流血为主要症状，好发于老年妇女，子宫呈均匀增大或正常，质软。应注意更年期妇女肌瘤可合并子宫内膜癌。诊刮有助于鉴别。

3. 宫颈癌

有不规则阴道流血及白带增多或异常阴道排液等症状。可借助于超声检查、宫颈细胞学刮片检查、宫颈活组织检查及分段诊刮等鉴别。

（五）其他

盆腔炎性肿块、子宫畸形等可根据病史、体征及超声检查鉴别。

【处理】

处理应根据病人年龄、生育要求、症状及肌瘤的部位、大小综合考虑。子宫肌瘤的处理可分为：随访观察、药物治疗及手术治疗。

（一）随访观察

无症状的肌瘤病人一般不需治疗，每 3~6 个月随访 1 次。若肌瘤明显增大或出现症状可考虑相应的处理。

（二）药物治疗

主要用于减轻症状或术前缩小肌瘤体积。

1. 减轻症状的药物

雄激素：可对抗雌激素，使子宫内膜萎缩，作用于子宫平滑肌增强收缩减少出血，每月总量不超过 300 mg。

2. 术前缩小肌瘤体积的药物治疗

（1）促性腺激素释放激素类似物：采用大剂量连续或长期非脉冲式给药可产生抑制 FSH 和 LH 分泌作用，降低雌二醇到绝经水平，可缓解症状并抑制肌瘤生长；但停药后又逐渐增大到原来大小，而且可产生绝经期综合征、骨质疏松等副作用，故其主要用于：①术前缩小肌瘤，降低手术难度，或使经阴道或腹腔镜手术成为可能，控制症状有利于纠正贫血；②对近绝经妇女，提前过渡到自然绝经，避免手术。

（2）其他药物：米非司酮可作为术前用药或提前绝经使用，但不宜长期应用。此外，某些中药制剂也可以用于子宫肌瘤的药物治疗。

（三）手术治疗

主要用于有严重症状的病人。手术方式包括肌瘤切除术和子宫切除术。手术途径可采用开腹、经阴道、宫腔镜或腹腔镜辅助下手术。

1. 肌瘤切除术

适用于希望保留生育功能的病人。多开腹或腹腔镜辅助下切除；黏膜下肌瘤，尤其是 O 型和 I 型者，多采用子宫镜辅助下切除。

2. 子宫切除术

不要求保留生育功能或疑有恶变者，可行子宫切除术，必要时可于术中行冷冻切片组织学检查。术前应行宫颈细胞学筛查，排除宫颈上皮内病变或宫颈癌。发生于围绝经期的子宫肌瘤要注意排除合并子宫内膜癌。

（四）其他治疗

1. 子宫动脉栓塞术

通过阻断子宫动脉及其分支，减少肌瘤的血供，从而延缓肌瘤的生长，缓解症状。但其可能引起卵巢功能减退并增加潜在的妊娠并发症的风险，故仅选择性地用于部分病人，一般不建议用于有生育要求的病人。

2. 磁共振引导聚焦超声

超声波能量产生的焦点热能可使肌瘤蛋白质变性和细胞坏死，从而缩小肌瘤，适用于无生育要求者。

【子宫肌瘤合并妊娠】

肌瘤合并妊娠占肌瘤病人 0.5%～1%，占妊娠 0.3%～0.5%，肌瘤小又无症状者常被忽略，故实际发病率高于报道。

（一）肌瘤对妊娠及分娩的影响

与肌瘤大小及生长部位有关，黏膜下肌瘤可影响受精卵着床导致早期流产；肌壁间肌瘤过大因机械压迫，宫腔变形或内膜供血不足可引起流产，或胎儿娩出后因胎盘附着面大或子宫收缩不良导致产后出血。过大的子宫下段或宫颈肌瘤可导致产道梗阻等。

（二）妊娠合并子宫肌瘤的处理

妊娠期及产褥期易发生红色变性，表现为肌瘤迅速长大，剧烈腹痛，发热和白细胞计数升高，通常采用非手术治疗能缓解。妊娠合并子宫肌瘤多能自然分娩，但要预防产后出血。若肌瘤阻碍胎儿下降应行剖宫产术，术中是否同时切除肌瘤，需根据肌瘤大小、部位和病人情况决定。

第二节　子宫颈癌

子宫颈癌（简称宫颈癌）是最常见的妇科恶性肿瘤。我国每年新增宫颈癌病例约 13.5 万，占全球发病数量的 1/3。宫颈癌以鳞状细胞癌为主，高发年龄为 50~55 岁。近 40 年由子宫颈细胞学筛查的普遍应用，使宫颈癌和癌前病变得以早期发现和治疗，宫颈癌的发病率和死亡率已有明显下降。但是，近年来宫颈癌发病有年轻化的趋势。

【组织发生和发展】

宫颈转化区为宫颈癌好发部位。目前认为宫颈癌的发生、发展是由量变到质变，由渐变到突变的过程。在转化区形成过程中，宫颈上皮化生过度活跃，加上外来物质刺激（如人乳头瘤病毒感染、精液组蛋白及其他致癌物质），未成熟的化生鳞状上皮或增生的鳞状上皮细胞可出现间变或不典型的表现，即不同程度的不成熟或分化不良，核异常有丝分裂象增加，形成宫颈上皮内病变。随着宫颈上皮内病变的继续发展，突破上皮下基底膜，浸润间质，则形成宫颈浸润癌。一般从宫颈上皮内病变发展为浸润癌需 10~15 年，但约 25% 在 5 年内发展为浸润癌。

【病理】

（一）宫颈鳞状细胞癌

占宫颈癌 80%~85%，以具有鳞状上皮分化（即角化）、细胞间桥，而无腺体分化或黏液分泌为病理诊断要点。多数起源于鳞状上皮和柱状上皮交接处移行带区的非典型增生上皮或原位癌。老年妇女宫颈鳞癌可位于子宫颈管内。

1. 巨检

镜下早期浸润癌及极早期宫颈浸润癌肉眼观察常类似宫颈糜烂，无明显异常。随病变发展，可有以下 4 种类型。

（1）外生型：最常见，癌灶向外生长呈乳头状或菜花样，组织脆，易出血。癌瘤体积较大，常累及阴道，较少浸润宫颈深层组织及宫旁组织。

（2）内生型：癌灶向宫颈深部组织浸润，宫颈表面光滑或仅有轻度糜烂，宫颈扩张、肥大变硬，呈桶状；常累及宫旁组织。

（3）溃疡型：上述两型癌组织继续发展合并感染坏死，脱落后形成溃疡或空洞，似火山口状。

（4）颈管型：指癌灶发生子宫颈管内，常侵入宫颈及子宫下段供血层或转移至盆腔淋巴结。

2. 显微镜检

（1）镜下早期浸润癌：指在原位癌基础上镜检发现小滴状，锯齿状癌细胞团突破基底膜，浸润间质，诊断标准见临床分期。

（2）宫颈浸润癌：指癌灶浸润间质范围已超出镜下早期浸润癌，多呈网状或团块状浸润间质。根据癌细胞分化程度可分为：Ⅰ级：高分化鳞癌（角化性大细胞型），大细胞，有明显角化珠形成，可见细胞间桥，瘤细胞异型性较轻，少或无不正常核分裂（<2/HPF）；Ⅱ级：中分化鳞癌（非角化性大细胞型），大细胞，少或无角化珠，细胞间桥不明显，异型性明显，核分裂象较多（2~4/HPF）；Ⅲ级：低分化鳞癌即小细胞型，多为未分化小细胞，无角化珠及细胞间桥，细胞异型性明显，核分裂多见（>4/HPF），常需作免疫组织化学检查（如细胞角蛋白等）及电镜检查确诊。

（二）宫颈腺癌

占宫颈癌 15%~20%，近年来其发病率有上升趋势。

1. 巨检

大体形态与宫颈鳞癌相同。来自宫颈管内，浸润管壁；或自颈管内向宫颈外口突出生长；常可侵犯宫旁组织；病灶向宫颈管内生长时，宫颈外观可正常但因宫颈管向宫体膨大，宫颈管形如桶状。

2. 显微镜检

主要组织学类型有 3 种。

（1）黏液腺癌：最常见，来源子宫颈管柱状黏液细胞，镜下可见腺体结构，腺上皮细胞增生呈多层，异型性明显，可见核分裂象，腺癌细胞可呈乳突状突入腺腔。可分为高、中、低分化腺癌，随分化程度降低腺上皮细胞和腺管异型性增加，黏液分泌量减少，低分化腺癌中癌细胞呈实性巢、索或片状，少或无腺管结构。

（2）宫颈恶性腺瘤：又称微偏腺癌（MDC），属高分化宫颈内膜腺癌。腺上皮细胞无异型性，但癌性腺体多，大小不一形态多变，呈点状突起伸入宫颈间质深层，常伴有淋巴结转移。

（三）宫颈腺鳞癌

较少见，占宫颈癌 3% ~ 5%。是由储备细胞同时向腺癌和鳞状上皮非典型增生鳞癌发展而形成。癌组织中含有腺癌和鳞癌两种成分。两种癌成分的比例及分化程度均可不同，低分化者预后极差。

（四）其他病理类型

少见病理类型如神经内分泌癌、未分化癌、混合性上皮/间叶肿瘤、间叶肿瘤、黑色素瘤、淋巴瘤等。

【转移途径】

主要为直接蔓延及淋巴转移，血行转移少见。

（一）直接蔓延

最常见，癌组织局部浸润，向邻近器官及组织扩散。向下累及阴道壁，向上由宫颈管累及宫腔；癌灶向两侧扩散可累及主韧带及阴道旁组织直至骨盆壁；晚期可向前、后蔓延侵及膀胱或直肠，形成癌性膀胱阴道瘘或直肠阴道瘘。癌灶压迫或侵及输尿管时，可引起输尿管阻塞及肾积水。

（二）淋巴转移

癌灶局部浸润后累及淋巴管，形成瘤栓，并随淋巴液引流进入局部淋巴结经淋巴引流扩散。淋巴转移一级组包括宫旁、宫颈旁、闭孔、髂内、髂外、髂、骶前淋巴结；二级组为腹股沟深浅、腹主动脉旁淋巴结。

（三）血行转移

极少见，晚期可转移至肺、肝或骨骼等。

【分期】

子宫颈癌的分期是临床分期，FIGO 最新的分期于 2009 年更新。分期应在治疗前进行，治疗后分期不再更改。

【临床表现】

早期宫颈癌常无症状和明显体征，宫颈可光滑或与慢性宫颈炎无区别；宫颈管癌病人，宫颈外观正常亦易漏诊或误诊。病变发展后可出现以下症状和体征。

（一）症状

1. 阴道流血

早期多为接触性出血，发生在性生活后或妇科检查后；后期则为不规则阴道流血。出血量多少根据病灶大小、侵及间质内血管情况而变化；晚期因侵蚀大血管可引起大出血。年轻病人也可表现为经期延长，经量增多；老年病人则常以绝经后出现不规则阴道流血就诊。一般外生型癌出血较早，量多；内生型癌则出血较晚。

2. 阴道排液

多数有阴道排液增多，可为白色或血性，稀薄如水样或米泔状，有腥臭。晚期因癌组织坏死伴感染，可有大量泔水样或脓性恶臭白带。

3. 晚期症状

根据癌灶累及范围，可出现不同的继发症状。邻近组织器官及神经受累时，可出现尿频尿急、便秘、下肢肿胀、疼痛等症状；癌肿压迫或累及输尿管时可引起输尿管梗阻，肾积水及尿毒症；晚期病人可有贫血，恶病质等全身衰竭症状。

（二）体征

宫颈上皮内病变和镜下早期浸润癌肉眼观局部均无明显病灶，宫颈光滑或为轻度糜烂。随宫颈浸润癌生长发展可出现不同体征。外生型者宫颈可见息肉状、菜花状赘生物，常伴感染，质脆易出血；内生型表现为宫颈肥大，质硬，颈管膨大；晚期癌组织坏死脱落形成溃疡或空洞伴恶臭。阴道壁受累时可见阴道穹隆消失及赘生物生长；宫旁组织受累时，三合诊检查可扪及宫颈旁组织增厚、缩短、结节状、质硬或形成冷冻盆腔。

【诊断】

根据病史和临床表现，尤其有接触性阴道出血者，通过"三阶梯"诊断程序，或对宫颈肿物直接进行活体组织检查可以明确诊断。病理检查确诊为宫颈癌后，应由两名有经验的妇科肿瘤医生通过详细全身检查和妇科检查，确定临床分期。根据病人具体情况进行 X 线胸片检查，静脉肾盂造影，膀胱镜及直肠镜检查，超声检查和 CT、MRI、PET 等影像学检查评估病情。

(一) 宫颈细胞学检查

是宫颈癌筛查的主要方法，应在宫颈转化区取材，行染色和镜检。临床宫颈细胞学诊断的报告方式主要为巴氏五级分类法和 The Bethesda System（TBS）系统分类。巴氏五级分类法是 1943 年由 G. N. Papanicolaou 提出，曾作为宫颈细胞学的常规检查方在我国部分基层医院细胞室沿用至今，是一种分级诊断的报告方式。TBS 系统是近年来提出的描述性细胞病理学诊断的报告方式，也是世界卫生组织和美国细胞病理学家积极提倡的规范细胞学诊断方式。巴氏Ⅲ级及以上或 TBS 分类中有上皮细胞异常时，均应重复刮片检查并行阴道镜下宫颈活组织检查。

(二) 人乳头瘤病毒（HPV）检测

因 HPV 感染是导致宫颈癌的主要病因，目前国内外已经将检测 HPV 感染作为宫颈癌的一种筛查手段。其作为初筛手段可浓缩高危人群，比通常采用的细胞学检测更有效。具有高危因素和己烯雌酚暴露史或细胞学结果≥ASC-US 的年轻妇女应进行 HPV-DNA 检测，同时建议 HPV-DNA 初筛检测应从 25~30 岁开始。对未明确诊断意义的不典型鳞状上皮细胞或腺上皮细胞（ASCUS），应用 HPV 检测亦可进行有效的分流。

（三）碘试验

正常宫颈阴道部鳞状上皮含丰富糖原，碘溶液涂染后呈棕色或深褐色，不能染色区说明该处上皮缺乏糖原，可为炎性或有其他病变区。在碘不染色区取材行活检，可提高诊断率。

（四）阴道镜检查

宫颈细胞学检查巴氏Ⅱ级以上、TBS分类上皮细胞异常，均应在阴道镜下观察宫颈表面病变状况，选择可疑癌变区行活组织检查，提高诊断准确率。

（五）宫颈和宫颈管活组织检查

为宫颈癌及其癌前病变确诊的依据。宫颈无明显癌变可疑区时，可在移行区3、6、9、12点4处取材或行碘试验、阴道镜观察可疑病变区取材作病理检查；所取组织应包括一定间质及邻近正常组织。若宫颈有明显病灶，可直接在癌变区取材。宫颈细胞学阳性但宫颈光滑或宫颈活检阴性，应用小刮匙搔刮宫颈管，刮出物送病理检查。

（六）宫颈锥切术

宫颈细胞学检查多次阳性，而宫颈活检阴性；或活检为高级别宫颈上皮内病变需确诊者，均应做宫颈锥切送病理组织学检查。宫颈锥切可采用冷刀切除、环状电凝切除（LEEP）或冷凝电刀切除术；宫颈组织应作连续病理切片（24～36张）检查。

【鉴别诊断】

应与有临床类似症状或体征的各种宫颈病变鉴别，主要依据是活组织病理检查。包括：①宫颈良性病变：宫颈柱状上皮异位、息肉、宫颈内膜异位、宫颈腺上皮外翻和宫颈结核性溃疡等；②宫颈良性肿瘤：宫颈黏膜下肌瘤、宫颈管肌瘤、宫颈乳头瘤；③宫颈转移性肿瘤：子宫内膜癌宫颈转移应与原发性宫颈癌相鉴别，同时应注意原发性宫颈癌可与子宫内膜癌并存。

【处理】

应根据临床分期、年龄、全身情况结合医院医疗技术水平及设备条件综合考虑，制订治疗方案，选用适宜措施，重视首次治疗及个体化治疗。主要治疗方法为手术、放疗及化疗，应根据具体情况配合应用。

（一）手术治疗

主要用于ⅠA~ⅡA的早期病人，其优点是年轻病人可保留卵巢及阴道功能。

1. ⅠA1 期

对于无淋巴管脉管浸润者无生育要求可选用筋膜外全子宫切除术，对要求保留生育功能者可行宫颈锥形切除术（术后病理应注意检查切缘）；有淋巴管脉管浸润者无生育要求建议行改良广泛性子宫切除术和盆腔淋巴结清扫术土腹主动脉旁淋巴结取样术，有生育要求者则建议行锥切术或广泛性宫颈切除术及盆腔淋巴结清扫术土腹主动脉旁淋巴结清扫术。

2. ⅠA2~ⅡA 期

选用广泛性子宫切除术及盆腔淋巴结清扫术，必要时行腹主动脉旁淋巴清扫或取样，年轻病人卵巢正常者可予保留。近年来，对ⅠA1~ⅠB1 期，肿瘤直径<2 cm 的未生育年轻病人可选用广泛子宫颈切除术及盆腔淋巴结清扫术，保留病人的生育功能。

（二）放射治疗

适用于Ⅱb晚期、Ⅲ、Ⅳ期病人，或无法手术病人。包括近距离放疗及体外照射。近距离放疗采用后装治疗机，放射源为^{137}铯（Cs）、^{192}铱（Ir）等；体外照射多用直线加速器、^{60}Co等。近距离放疗用以控制局部原发病灶；腔外照射则以治疗宫颈旁及盆腔淋巴结转移灶。早期病例以局部近距离放疗为主，体外照射为辅；晚期则体外照射为主，近距离放疗为辅。

（三）手术及放疗联合治疗

对丁局部病灶较大，可先作放疗待癌灶缩小后再手术。手术治疗后有盆腔淋巴结阳性，宫旁组织阳性或手术切缘阳性等高危因素者，可术后补充盆腔放疗+顺铂同期化疗+阴道近距离放疗；阴道切缘阳性者，阴道近距离放疗可以增加疗效。

（四）化疗

主要用于：①宫颈癌灶>4 cm 的手术前化疗，目的是使肿瘤缩小，便于手术切除；②与放疗同步化疗，现有的临床试验结果表明，以铂类为基础的同步放化疗较单纯放疗能明显改善 IB～ⅣA 期病人的生存期，使宫颈癌复发危险度下降了40%～60%，死亡危险度下降了 30%～50%；③不能耐受放疗的晚期或复发转移的病人姑息治疗。常用的一线抗癌药物有顺铂、卡铂、紫杉醇、吉西他滨、托泊替康。常用联合化疗方案有顺铂+紫杉醇，卡铂+紫杉醇，顺铂+托泊替康和顺铂+吉西他滨。用药途径可采用静脉或动脉灌注化疗。

【随访】

宫颈癌治疗后复发50%在 1 年内，75%～80%在 2 年内；盆腔局部复发占

70%，远处为 30%。随访内容应包括盆腔检查、阴道涂片细胞学检查（保留宫颈者行宫颈细胞学检查）和高危型 HPV 检查、胸片及血常规等。治疗后 2 年内每 3 月复查 1 次；3~5 年内每 6 月 1 次；第 6 年开始每年复查 1 次。

【预防】

①普及防癌知识，开展性卫生教育，提倡晚婚少育。②注意及重视高危因素及高危人群，有异常症状者应及时就医。③积极治疗性传播疾病；早期发现及诊治 SIL 病人，阻断浸润性宫颈癌发生。④健全及发挥妇女防癌保健网的作用，开展宫颈癌普查普治，做到早期发现，早期诊断，早期治疗。30 岁以上妇女初诊均应常规作宫颈刮片检查和 HPV 检测，异常者应进一步处理。⑤HPV 疫苗目前已用于 HPV 感染及癌前病变的预防，是目前世界上第一个用于肿瘤预防的疫苗。

【宫颈癌合并妊娠】

较少见，在妊娠期出现阴道流血，在排除产科因素引起出血后，妇科检查对宫颈有可疑病变时应作宫颈刮片、阴道镜检查，必要时在阴道镜指导下行宫颈活检明确诊断。诊断时应注意：①妊娠时宫颈鳞-柱交接部受高雌激素影响外移，基底细胞增生活跃，可出现类似原位癌病变，产后 6 周可恢复正常，不需处理；②宫颈上皮基底细胞增生活跃，其脱落细胞可有核增大，深染等表现，易导致细胞学检查误诊。

应根据宫颈癌期别及妊娠时限采用手术或放射治疗。原则上仍为早期病变选用手术治疗，中晚期采用放射治疗。妊娠早、中期以及时治疗母体癌肿为主，而妊娠 24 周后者可延缓治疗于孕 32~34 周行剖宫产后，再治疗宫颈癌。一般认为妊娠 20 周以后诊断的ⅠA 或ⅠB 小病灶者，若迫切要求继续妊娠者，可延缓到胎儿成熟。ⅠA1 期可行阴道分娩，ⅠA2 期以剖宫产为宜。剖宫产同时或产后行子宫全切或子宫根治术。

第三节　子宫内膜癌

子宫内膜癌是发生于子宫内膜的一组上皮性恶性肿瘤，为女性生殖道三大恶性肿瘤之一，占女性全身恶性肿瘤7%，占女性生殖道恶性肿瘤20%~30%。

【发病相关因素】

病因不十分清楚。目前认为子宫内膜癌可能有两种发病机制。

Ⅰ型为雌激素依赖型，其发生可能是在无孕激素拮抗的雌激素长期作用下，发生子宫内膜增生症（单纯型或复杂型，伴或不伴不典型增生），继而癌变。该类型占子宫内膜癌的大多数，均为内膜样腺癌，肿瘤分化较好，雌孕激素受体阳性率高，预后好。病人较年轻，常伴有肥胖、高血压、糖尿病、不孕或不育及绝经延迟。大约20%内膜癌病人有家族史。大于50%的病例有PTEN基因突变或失活。

Ⅱ型为非雌激素依赖性型，发病与雌激素无明确关系，与基因突变有关。这类子宫内膜癌的病理形态属少见类型，如子宫内膜浆液性腺癌、透明细胞癌、黏液腺癌等。多见于老年体瘦妇女，在癌灶周围可以是萎缩的子宫内膜，肿瘤恶性度高，分化差，雌孕激素受体多呈阴性，预后不良。

【病理】

（一）巨检

①弥散型：子宫内膜大部分或全部为癌组织侵犯，并突向宫腔，常伴有出血，坏死，较少有肌层浸润。晚期癌灶可侵及深肌层或宫颈，若阻塞宫颈管可引起宫腔积脓。②局灶型：多见子宫腔底部或宫角部，癌灶小，呈息肉或菜花状，

易浸润肌层。

(二) 镜检及病理类型

1. 内膜样腺癌

占80%~90%，内膜腺体高度异常增生，上皮复层，并形成筛孔状结构。癌细胞异型明显，核分裂活跃，分化差的腺癌腺体少。腺结构消失，成实性癌块。按腺癌分化程度分为Ⅰ级（高分化G1），Ⅱ级（中分化G2），Ⅲ级（低分化G3）。分级愈高，恶性程度愈高。

2. 黏液性腺癌

占1%~9%。有大量黏液分泌，腺体密集，间质少，腺上皮复层。癌细胞异型明显，有间质浸润，大多为宫颈黏液细胞分化。

3. 浆液性腺癌

占1%~9%。癌细胞异型性明显，多为不规则复层排列，呈乳头状或簇状生长，1/3可伴砂粒体。恶性程度高，易有深肌层浸润和腹腔、淋巴及远处转移，预后极差。无明显肌层浸润时，也可能发生腹腔播散。

4. 透明细胞癌

多呈实性片状，腺管样或乳头状排列，癌细胞胞质丰富、透亮，核呈异型性，或靴钉状，恶性程度高，易早期转移。

5. 其他病理类型

包括神经内分泌癌、混合细胞腺癌、未分化癌等。

癌肉瘤曾在2010年美国国立综合癌症网络（NCCN）病理分类及2012年FIGO妇癌报告中被列入子宫内膜癌特殊类型，但在2014年世界卫生组织和国际妇科病理协会的分类标准中该种病理类型被归入上皮-间叶细胞混合性肿瘤。

【转移途径】

多数子宫内膜癌生长缓慢，局限于内膜或宫腔内时间较长，部分特殊病理类型和低分化癌可发展很快，短期内出现转移。

（一）直接蔓延

癌灶初期沿子宫内膜蔓延生长，向上可沿子宫角延至输卵管，向下可累及宫颈管及阴道。若癌瘤向肌壁浸润，可穿透子宫肌壁，累及子宫浆肌层，广泛种植于盆腹膜，直肠子宫陷凹及大网膜。

（二）淋巴转移

为子宫内膜癌主要转移途径。转移途径与癌肿生长部位有关：宫底部癌灶常沿阔韧带上部淋巴管网，经骨盆漏斗韧带转移至卵巢，向上至腹主动脉旁淋巴结。子宫角或前壁上部病灶沿圆韧带淋巴管转移至腹股沟淋巴结。子宫下段或已累及子宫颈癌灶，其淋巴转移途径与宫颈癌相同，可累及宫旁、闭孔、髂内外及髂总淋巴结。子宫后壁癌灶可沿宫骶韧带转移至直肠淋巴结。约10%的子宫内膜癌经淋巴管逆行引流累及阴道前壁。

（三）血行转移

晚期病人经血行转移至全身各器官，常见部位为肺、肝、骨等。

【分期】

子宫内膜癌的分期现采用 FIGO 2014 年制定的手术–病理分期。

【临床表现】

（一）症状

1. 阴道流血

主要表现为绝经后阴道流血，量一般不多。尚未绝经者可表现为月经增多、经期延长或月经紊乱。

2. 阴道排液

多为血性液体或浆液性分泌物，合并感染则有脓血性排液，恶臭。

3. 下腹疼痛及其他

若癌肿累及宫颈内口，可引起宫腔积脓，出现下腹胀痛及痉挛样疼痛。晚期浸润周围组织或压迫神经可引起下腹及腰骶部疼痛。晚期可出现贫血、消瘦及恶病质等相应症状。

（二）体征

早期子宫内膜癌妇科检查可无异常发现。晚期可有子宫明显增大，合并宫腔积脓时可有明显触痛，宫颈管内偶有癌组织脱出，触之易出血。癌灶浸润周围组织时，子宫固定或在宫旁触及不规则结节状物。

【诊断】

除根据临床表现及体征外，病理组织学检查是确诊的依据。

（一）病史及临床表现

对于绝经后阴道流血、绝经过渡期月经紊乱均应排除内膜癌后再按良性疾病处理。对以下情况妇女要密切随诊：

（1）有子宫内膜癌发病高危因素者如肥胖、不育、绝经延迟者。

（2）多囊卵巢综合征、有长期应用雌激素、他莫昔芬或雌激素增高疾病史者。

（3）有乳腺癌、子宫内膜癌家族史者。

（二）超声检查

经阴道超声检查可了解子宫大小、宫腔形状、宫腔内有无赘生物、子宫内膜厚度、肌层有无浸润及深度，为临床诊断及处理提供参考。

（三）诊断性刮宫

是最常用最有价值的诊断方法，其优点是能获得子宫内膜的组织标本进行病理诊断。

（四）其他辅助诊断方法

1. 子宫内膜活检

目前已有行子宫内膜活检的吸管或一次性刮匙，无需麻醉及扩张宫颈，但由于需要专用器械，国内尚未广泛开展。

2. 宫腔镜检查

可直接观察宫腔及宫颈管内有无癌灶存在，大小及部位，直视下取材活检，减少对早期子宫内膜癌的漏诊，但是否有可能促进癌细胞的扩散存在争议。

3. 其他

MRI、CT、PET-CT 等检查及血清 CA125 测定可协助判断病变范围，有子宫外癌肿播散者其血清 CA125 值可升高。

【鉴别诊断】

（一）绝经过渡期异常子宫出血

以月经紊乱，如经量增多、经期延长及不规则阴道流血为主要表现。妇科检查无异常发现，病理组织学检查是鉴别诊断的主要依据。

（二）老年性阴道炎

主要表现为血性白带，检查时可见阴道黏膜变薄、充血或有出血点、分泌物增加等表现，治疗后可好转，必要时可先作抗感染治疗后再作诊断性刮宫排除子宫内膜癌。

（三）子宫黏膜下肌瘤或内膜息肉

有月经过多或经期延长症状，可行超声检查，宫腔镜及诊刮来确定诊断。

（四）子宫颈管癌、子宫肉瘤及输卵管癌

均可有阴道排液增多或不规则流血。宫颈活检、诊刮及影像学检查可协助鉴别诊断。

【治疗】

治疗原则是以手术为主，辅以放疗、化疗和激素治疗等综合治疗。应根据病人年龄、全身情况、癌变累及范围及组织学类型选用和制订适宜的治疗方案。

（一）治疗方案的选择

子宫内膜癌的治疗流程要根据患者的病情发展阶段以及患者能否进行手术等

情况进行具体的选择。

（二）手术分期

开腹后取腹水或腹腔冲洗液进行细胞学检查并单独报告，全面探查，对可疑病变部位取样作冷冻切片检查。行筋膜外全子宫及双附件切除术，剖视宫腔，确定肿瘤生长部位、累及范围，并取癌组织带子宫肌层作冷冻切片了解浸润深度。对浆液性腺癌、透明细胞癌病人常进行大网膜活检或切除。盆腔淋巴结切除术是手术分期的一个重要步骤，但满足以下低危淋巴结转移因素的病人，可以考虑不行淋巴结切除术：①肌层浸润深度<1/2；②肿瘤直径<2em；③G1 或 G2。此外，有深肌层浸润、子宫内膜样腺癌 G3、浆液性腺癌、透明细胞癌等高危因素的病人，还需行腹主动脉旁淋巴结切除术。手术切除的标本应常规进行病理学检查，癌组织还应行雌、孕激素受体检测，作为术后选用辅助治疗的依据。

（三）放疗

分腔内照射及体外照射。腔内照射多用后装腔内照射，高能放射源为 Co 或 137Cs 体外照射常用 Co 或直线加速器。单纯放疗：仅用于有手术禁忌证或无法手术切除的晚期内膜癌病人。对 I 期 G1，不能接受手术治疗者可选用单纯腔内照射，其他各期均应采用腔内腔外照射联合治疗。术前放疗：主要是为控制、缩小癌灶创造手术机会或缩小手术范围。术后放疗：是对手术–病理分期后具有复发高危因素病人重要的辅助治疗，或作为手术范围不足的补充治疗。

（四）激素治疗

①孕激素治疗：仅用于晚期或复发病人。以高效、大剂量、长期应用为宜，至少应用 12 周方可评定疗效。可延长病人的疾病无进展生存期，对生存率无影响。常用药物：口服甲羟孕酮 200~400 mg/d；己酸孕酮 500 mg，肌注每周 2 次。

②抗雌激素制剂治疗：适应证与孕激素相同。他莫昔芬常用剂量为 20~40 mg/d，可先用他莫昔芬 2 周使孕激素受体含量上升后再用孕激素治疗，或与孕激素同时应用。③近年来亦有采用芳香化酶抑制剂或选择性雌激素受体调节剂行激素治疗的报道，如雷洛昔芬。

（五）化疗

为晚期或复发子宫内膜癌的综合治疗措施之一；也可用于术后有复发高危因素病人的治疗以期减少盆腔外的远处转移。常用化疗药物有顺铂、阿霉素、紫杉醇、卡铂、环磷酰胺，氟尿嘧啶等，多为联合应用。子宫内膜浆液性腺癌术后应给予化疗，方案同卵巢上皮癌。

（六）保留生育功能治疗

病例选择尚无统一标准，可按以下标准进行：年龄<40 岁；渴望保留生育功能要求，同意承担治疗风险；病灶局限在内膜、高分化；孕激素受体阳性的子宫内膜癌；血清 CA125<35 kU/L。保留生育功能治疗风险大，目前仍处于探索阶段。治疗前应充分告知病人保留生育功能治疗的利弊，3 个月进行一次诊断性刮宫，判断疗效以决定后续治疗。

【预后】

影响预后的因素：①病理类型、组织学分级、肌层浸润深度、淋巴转移及子宫外病灶等；②病人全身状况；③治疗方案选择。

【随访】

治疗后应定期随访，75%~95%复发在术后 2~3 年内。随访内容应包括详细病史（包括新的症状）、盆腔检查（三合诊）、阴道细胞学涂片、X 线胸片、血清 CA125 检测等，必要时可作 CT 及 MRI 检查。一般术后 2~3 年内每 3 个月随访 1 次，3 年后每 6 个月 1 次，5 年后每年 1 次。

【预防】

预防措施：①普及防癌知识，定期体检；②重视绝经后妇女阴道流血和围绝经期妇女月经紊乱的诊治；③正确掌握雌激素应用指征及方法；④对有高危因素的人群应进行密切随访或监测。

第四节　子宫肉瘤

子宫肉瘤是一组来源于子宫平滑肌、子宫内膜间质和结缔组织的少见的女性生殖系统恶性肿瘤，占子宫恶性肿瘤的 2%~6%，占生殖道恶性肿瘤 1%。多见于 40~60 岁妇女。

【组织发生及病理】

根据 2014 年世界卫生组织和国际妇科病理协会的分类标准，子宫肉瘤主要有以下几种类型：

（一）子宫平滑肌肉瘤

由具有平滑肌分化的细胞组成的子宫恶性肿瘤，占子宫肉瘤 40%。恶性程度高，易发生盆腔血管、淋巴结及肺转移。大体见肿瘤的体积较大，多为单发，切面为均匀一致的黄色或红色结构，呈鱼肉状或豆渣样，因不存在旋涡状编织样结构，有时很难与肌瘤的红色样变区别，需经病理检查才能确诊。镜下平滑肌肉瘤细胞呈梭形，排列紊乱，有核异型，核分裂象>5/10 HP。

（二）子宫内膜间质肉瘤

肿瘤来自子宫内膜间质细胞，占子宫肉瘤15%。分两类。

1. 低级别子宫内膜间质肉瘤

有宫旁组织转移倾向，较少发生淋巴结及肺转移。大体见子宫球状增大，有颗粒或小团块状突起，质如橡皮，富有弹性。切面见肿瘤呈息肉状或结节状，自子宫内膜突向宫腔或侵到肌层。瘤组织呈鱼肉状，均匀一致，呈黄色。镜下瘤细胞侵入肌层肌束间，胞质少，核分裂象少（<10/10 HP）。

2. 高级别子宫内膜间质肉瘤

恶性度较高，预后差。大体见肿瘤多发生在子宫底部的内膜，呈息肉状向宫腔突起，质软而碎，常伴有出血坏死。切面呈灰黄色，鱼肉状。当侵入肌层时，肌壁则呈局限性或弥漫性增厚。镜下肿瘤细胞分化程度差，核深染，异型性明显，核分裂象多（>10/10 HP）。

（三）上皮和间质混合性肿瘤

1. 癌肉瘤

又称恶性混合性苗勒氏管肿瘤，占子宫肉瘤的40%~50%。肿瘤的恶性程度很高，多见于绝经后妇女。大体见肿瘤呈息肉状生长，突向宫腔，常为多发性或分叶状。晚期可侵入肌层和周围组织。肿瘤质软，表面光滑。切面灰白色，有出血坏死。镜下见癌和肉瘤两种成分，并可见过渡形态。

2. 腺肉瘤

是含有良性或不典型增生的腺上皮成分及恶性间叶成分的肿瘤。镜下可见被间质挤压呈裂隙状的腺上皮成分，周围间叶细胞排列紧密，细胞轻度异型，核分裂象大于4个/10 HP。

（四）其他肉瘤

混杂的间叶细胞肿瘤：包括横纹肌肉瘤、恶性血管周的上皮细胞样肿瘤、血管肉瘤、脂肪肉瘤、骨肉瘤、软骨肉瘤等。

未分化子宫肉瘤：罕见，组织起源尚不清楚，可能来源于子内膜或肌层。

【临床分期与转移】

（一）临床分期

采用 FIGO 2009 年制定的手术病理分期。

（二）转移方式

肿瘤通过直接蔓延及淋巴转移，浸润子宫的邻近器官，转移到区域淋巴结；通过血行播散，转移到肺、肝、脑等远处器官。

【临床表现】

（一）症状

早期症状不明显，随着病情发展可出现下列表现。

1. 阴道不规则流血

最常见，量多少不等。

2. 腹痛

肉瘤生长快，子宫迅速增大或瘤内出血、坏死、子宫肌壁破裂引起急性腹痛。

3. 腹部肿块

病人常主诉下腹部块物迅速增大。

4. 压迫症状及其他

可有膀胱或直肠受压出现尿频 尿急、尿潴留、大便困难等症状。晚期病人全身消瘦贫血低热或出现肺、脑转移相应症状。宫颈肉瘤或肿瘤自宫腔脱垂至阴道内常有大量恶臭分泌物。

（二）体征

子宫增大，外形不规则；宫颈口有息肉或肌瘤样肿块，呈紫红色，极易出血；继发感染后有坏死及脓性分泌物。晚期肉瘤可累及盆侧壁，子宫固定不活动，可转移至肠管及腹腔，但腹水少见。

【诊断】

因子宫肉瘤临床表现与子宫肌瘤及其他恶性肿瘤相似，术前诊断较困难。对绝经后妇女及幼女的宫颈赘生物、迅速长大伴疼痛的子宫肌瘤均应考虑有无肉瘤可能。辅助诊断可选用阴道彩色脉冲多普勒超声检查，诊断性刮宫等。确诊依据为组织病理学检查。

【治疗】

治疗原则以手术为主。Ⅰ期子宫肉瘤的标准手术方式为子宫全切术士双附件切除术（年轻子宫平滑肌肉瘤病人在充分知情同意情况下可考虑保留卵巢）。Ⅱ期及以上能手术者可行子宫全切术+双附件切除术+肿瘤细胞减灭术。由于多个研究显示切除腹膜后淋巴结并无治疗效果，不能改善病人的预后，因此，2014年 NCCN 指南明确推荐，除非发现淋巴结病理性增大，则子宫肉瘤不需切除淋巴结。根据病理类型和分期，制订个体化术后治疗方案。

1. 低级别子宫内膜间质肉瘤

含雌孕激素受体，对孕激素治疗有一定效果，故Ⅰ期辅以激素治疗，Ⅱ~Ⅳ期予激素治疗+放疗。常用激素类药物有醋酸甲羟孕酮、醋酸甲地孕酮、芳香酶抑制剂、GnRH拮抗剂。

2. 子宫平滑肌肉瘤或高级别子宫内膜间质肉瘤

Ⅰ期可选择观察或化疗；Ⅱ~Ⅳ期可选择化疗和（或）放疗。化疗药物可单用或联合，推荐联合化疗方案包括吉西他滨+多西紫杉醇、多柔比星+异环磷酰胺等，单用药以多柔比星疗效较佳。

【预后】

复发率高，预后差，五年生存率30%~50%。预后与肉瘤类型、恶性程度、肿瘤分期、有无血管淋巴转移及治疗方法的选用有关。子宫平滑肌肉瘤及低级别子宫内膜间质肉瘤预后相对较好；高级别子宫内膜间质肉瘤及癌肉瘤预后差。

【治疗】

治疗原则为采用以化疗为主、手术和放疗为辅的综合治疗。在制订治疗方案前，必须在明确临床诊断的基础上，根据病史、体征及各项辅助检查的结果，作出正确的临床分期，并根据预后评分将病人评定为低危或高危，再结合骨髓功能、肝肾功能及全身情况等，制订合适的治疗方案，以达到分层治疗。低危通常包括≤6分的Ⅰ~Ⅲ期病人，高危通常包括≥7分的Ⅰ~Ⅲ期和Ⅳ期病人。

1. 化疗

可用于滋养细胞肿瘤化疗的药物很多，常用的一线化疗药物有甲氨蝶呤（MTX）、氟尿嘧啶（5-Fu）、放线菌素-D（Act-D）、环磷酰胺（CTX）、长春新碱（VCR）、依托泊苷（VP-16）等。

化疗方案的选择原则是低危病人选择单一药物化疗，高危病人选择联合化疗。

2. 联合化疗

适用于滋养细胞肿瘤联合化疗的方案繁多，其中首选 EMA-CO 方案或氟尿嘧啶为主的联合方案。

3. 疗效评估

在每一疗程结束后，应每周 1 次测定血清 hCG，结合妇科检查、超声、X 线胸片、CT 等检查。在每疗程化疗结束至 18 日内，血 hCG 下降至少 1 个对数称为有效。

4. 毒、副作用防治

化疗的主要毒副作用为骨髓抑制，其次为消化道反应、肝功能损害、肾功能损害及脱发等。化疗前应先作血、尿常规、肝功能、肾功能等检查了解骨髓及肝肾功能，用药期间严密观察，注意防治。

5. 停药指征

hCG 连续 3 次阴性后，低危病人至少给予 1 个疗程的化疗，而对于化疗过程中 hCG 下降缓慢和病变广泛者可给予 2~3 个疗程的化疗；高危病人继续化疗 3 个疗程，其中第一疗程必须为联合化疗。

（二）手术

主要作为辅助治疗。对控制大出血等各种并发症、切除耐药病灶、减少肿瘤负荷和缩短化疗疗程等方面有一定作用，在一些特定的情况下应用。

1. 子宫切除

对于无生育要求的无转移病人在初次治疗时可选择全子宫切除术，并在术中给予单药单疗程辅助化疗，也可多疗程至血 hCG 水平正常。对于大病灶、耐药病灶或病灶穿孔出血者，可在化疗的基础上行全子宫切除术，生育期年龄妇女应保留卵巢。对于有生育要求者，若穿孔病灶不大，可作病灶切除加子宫修补术；若耐药病灶为单个及子宫外转移灶已控制，血 hCG 水平不高，可考虑作病灶剜出术。

2. 肺切除术

对于多次化疗未能吸收的孤立的耐药病灶，且 hCG 水平接近正常，可考虑做肺叶切除。由于肺转移灶吸收后形成的纤维化结节可以在 hCG 转阴后在 X 线胸片上较长时间存在，所以在决定手术前应注意鉴别。

3. 开颅手术

作为急诊手术可迅速降低颅内压和控制颅内出血，以抢救生命。作为择期手术还可用于脑部孤立耐药病灶的切除。

（三）放射治疗

目前应用较少，主要用于肝、脑转移和肺部耐药病灶的治疗。

（四）耐药复发病例的治疗

几乎全部无转移和低危转移病例均可得以治愈，但尚有20%左右的高危转移病例因治疗失败而最终死亡。究其原因主要是这些病人对化疗不敏感，出现耐药或一度缓解后又重新复发。如何治疗这类病人仍然是当今的一大难题。其策略大致有以下几点：①初始治疗前准确临床分期，给予规范的和合适的初始化疗方案；②采用有效的二线联合化疗方案，如 EP-EMA（EMA-CO 中的 CO 被顺铂和依托泊苷所替代），PVB（顺铂、长春新碱、博来霉素），BEP（博来霉素、依托泊苷、顺铂），VIP（依托泊苷、异环磷酰胺、顺铂或卡铂），TP/TE（紫杉醇、顺铂/紫杉醇、依托泊苷）等，超大剂量联合化疗及自体造血干细胞移植治疗耐药病人也有一定疗效；③合理适时应用手术和放疗；④探索新的治疗手段，如选择动脉插管局部灌注化疗和栓塞治疗、生物治疗等。

【随访】

治疗结束后应严密随访，第 1 次在出院后 3 个月，然后每 6 个月 1 次至 3 年，此后每年 1 次直至 5 年，以后可每 2 年 1 次。也可对 I～Ⅲ期低危病人随访 1 年，高危病人包括Ⅳ期随访 2 年。随访期间应可靠避孕，一般于化疗停止≥12 个月才可妊娠。

第五节　胎盘部位滋养细胞肿瘤

胎盘部位滋养细胞肿瘤指起源于胎盘种植部位的一种特殊类型的滋养细胞肿瘤。临床罕见，约占妊娠滋养细胞肿瘤的 1%～2%。多数不发生转移，预后良好。

【病理】

大体检查见肿瘤或突向宫腔的息肉样组织；或限于子宫肌层内，与子宫肌层界限清楚；或呈弥漫性浸润至深肌层，甚至达浆膜层或子宫外扩散，与子宫肌层界限不清。肿瘤切面呈黄褐色或黄色，有时见局限性出血和坏死。镜下见肿瘤几乎完全由种植部位中间型滋养细胞组成，无绒毛结构。肿瘤细胞呈单一或片状侵入子宫肌纤维之间，仅有灶性坏死和出血。免疫组化染色见部分肿瘤细胞 hCG 和人胎盘生乳素（hPL）阳性。

【临床表现】

绝大多数发生于生育期年龄，绝经后罕见，平均发病年龄 31~35 岁。可继发于足月产、流产和葡萄胎，但后者相对少见。偶尔合并活胎妊娠。主要症状为闭经后不规则阴道流血或月经过多。体征为子宫均匀性或不规则增大。仅少数发生子宫外转移，受累部位包括肺、阴道、脑、肝、肾及盆腔和腹主动脉旁淋巴结。一旦发生转移，预后不良。

【诊断】

症状、体征不典型，容易误诊。常用的检查有：

（一）血清 hCG 测定

多数阴性或轻度升高，但血清 hCG 游离 β 亚单位常可升高。

（二）hPL 测定

一般为轻度升高或阴性。

（三）超声检查

超声表现为类似于子宫肌瘤或其他滋养细胞肿瘤的声像图，彩色多普勒超声检查显示子宫血流丰富，肌壁间蜂窝状暗区内丰富血流呈"火球征"，血流呈低阻抗，但也可血流不丰富。

（四）组织学诊断

确诊靠组织学检查。对部分突向宫腔的肿瘤可通过刮宫标本诊断，但在多数情况下需靠手术切除的子宫标本作出组织学诊断。

【临床分期和高危因素】

胎盘部位滋养细胞肿瘤的临床分期参照 FIGO 解剖学分期，但预后评分系统不适用。一般认为，胎盘部位滋养细胞肿瘤预后相关的高危因素为：①肿瘤细胞有丝分裂指数>5 个/10 HPF；②距先前妊娠间隔>2 年；③子宫外转移。

【处理】

手术是首选的治疗方法，原则是切除一切病灶，手术范围为全子宫切除及双侧附件切除术。年轻妇女若病灶局限于子宫、卵巢外观正常可保留卵巢。不推荐保留生育功能，但对年轻希望生育、Ⅰ期且病灶局限者，可采用刮宫、宫腔镜或局部病灶切除等方法，并予以化疗。但这类治疗尚缺乏大样本临床资料支持，需充分知情同意和严密随访，发现异常应及时手术。

对于有高危因素者术后应予辅助性化疗。因胎盘部位滋养细胞肿瘤对化疗不敏感，故应选择联合化疗，首选的化疗方案为环磷酰胺和长春新碱（EMA-CO）。对无高危因素者不主张辅助性化疗。

第三章　子宫内膜异位症和子宫腺肌病

子宫内膜异位症和子宫腺肌病均是妇科常见病，临床上常可并存。二者虽同为内膜异位引起的疾病，但它们的发病机制和组织发生学是不相同的，临床表现亦有差异，实际上是两种不同的疾病。

第一节　子宫内膜异位症

具有生长功能的子宫内膜组织（腺体和间质）出现在子宫腔被覆内膜及宫体肌层以外的其他部位时称为子宫内膜异位症。该病临床表现多种多样，组织学上虽然是良性，但却有增生、浸润、转移及复发等恶性行为，是生育年龄妇女最常见的疾病之一。异位子宫内膜可以侵犯全身任何部位，但绝大多数位于盆腔内，其中宫骶韧带、子宫直肠陷凹及卵巢为最常见的受侵犯部位，其次为子宫浆膜、输卵管、乙状结肠、腹膜脏层，阴道直肠隔亦常见。异位内膜也可出现在身体的其他部位如脐、膀胱、肾、输尿管、肺、胸膜、乳腺、淋巴结等。

【流行病学】

一般见于生育年龄妇女，以 25~45 岁妇女多见，发病率为 10%~15%。近年来，其发病率有明显升高趋势。生育少、生育晚的女性发病明显多于生育多者，绝经后或切除双侧卵巢后异位内膜组织可逐渐萎缩吸收，妊娠或使用性激素抑制剂抑制卵巢功能可暂时阻止此病的发展，故内异症是激素依赖性疾病。通常认为绝经后妇女内异症罕见。但有报道绝经后妇女仍有 2%～4%因内异症而需要腹腔镜手术，其中大多数为激素替代治疗者。

【发病机制】

关于异位子宫内膜的来源主要有以下 3 种学说，但是任何一种学说都不能完全解释内异症的所有方面。

（一）种植学说

桑普森（Sampson）于 1921 年首次提出该学说。这一理论认为，异位的内膜来源于子宫内膜组织，这些组织转移到宫腔以外的部位，并种植和生长。常见的传播途径有经血逆流、医源性种植、淋巴传播和血管播散等。

1. 经血逆流

桑普森首先提出在经期时妇女子宫内膜腺上皮和间质细胞可随经血逆流，经输卵管进入腹腔，种植于卵巢和盆腔腹膜，并在该处继续生长和蔓延，形成盆腔内异症。支持经血逆流是形成盆腔内异症的主要原因的依据很多，例如：①经期腹腔镜手术证实，76%～90%病人伴有经血逆流；②输卵管腔内和腹水中发现子宫内膜细胞；③经血中存在体外培养可成活的细胞；④狒狒实验也证实，将其经血注入腹腔可在盆腔内形成典型的内异症。子宫内膜种植的分布也强有力地支持种植理论：种植和粘连最常见于子宫直肠陷凹以及结肠旁沟等。

尽管经血逆流内膜种植学说已被公认，但经血逆流理论无法解释盆腔外的内异症。

2. 医源性种植

剖宫产术后继发腹壁切口内异症或阴道分娩后会阴切口处出现内异症，可能是术时将子宫内膜带至切口直接种植所致。

3. 淋巴及静脉播散

早年有学者在显微镜下得到淋巴管和淋巴结内有子宫内膜细胞的证据、盆腔静脉内有子宫内膜组织，故不少学者认为子宫内膜可通过淋巴或静脉播散；远离盆腔部位的器官如肺、手或大腿的皮肤和肌肉发生的内异症可能就是通过淋巴或静脉播散的结果。

（二）体腔上皮化生学说

19 世纪著名的病理学家罗伯特·迈尔（Robert Meyer）认为，异位内膜细胞来源于盆腔腹膜的体腔上皮化生：即高度化生潜能的体腔上皮受到卵巢激素、经血及慢性炎症刺激后，被激活而转化成内膜组织。但其后的研究均未能证明已分化的腹膜细胞可维持进一步分化的能力。目前，小鼠模型实验结果显示，K-ras等位基因的激活可诱导小鼠卵巢表面上皮细胞化生为子宫内膜异位的病变。

（三）诱导学说

此学说认为，种植的内膜释放某种未知物质诱导未分化的腹膜细胞形成子宫内膜异位组织。兔模型动物实验支持此理论：新鲜的和变性的子宫内膜沉淀物注入皮下均可形成子宫内膜异位囊肿，但在人类中未得到证实。该学说实际上是体腔上皮化生学说的延伸。

子宫内膜发生异位后，能否形成内异症可能还与下列因素有关。

1. 遗传因素

子宫内膜异位症具有一定的遗传倾向和家族聚集性，内异症病人一级亲属的发病风险是无家族史者的 7 倍，可能是多基因和多因素遗传的影响。

2. 免疫因素

经血逆流的普遍存在和子宫内膜异位的相对少见，使研究者考虑到某些女性的腹腔内环境可能与本病的发生有关，其中免疫系统作为可能的因素受到关注。诸多的研究结果显示，病人清除盆腔活性子宫内膜细胞的免疫能力降低和免疫耐受与子宫内膜异位症有关。前者主要是病人自然杀伤细胞（NK）与巨噬细胞的清除能力降低，后者是机体把异位子宫内膜当成自体组织而不进行清除。也有不同的研究报道，例如，不同病变程度病人 NK 细胞的活力无区别、长期应用免疫抑制剂病人的子宫内膜异位症发病率也未见增加。

3. 炎症因素

有证据表明内异症与亚临床腹膜炎症有关，主要表现在病人腹腔液中白细胞特别是巨噬细胞活性、细胞因子、生长因子和促血管生成物质均增加。TNF-α可促进异位的子宫内膜间质细胞与间皮细胞黏附，巨噬细胞等可增加异位的子宫内膜细胞分泌促生长和促血管生成因子。异位的子宫内膜细胞黏附于腹膜后，基质金属蛋白酶及其组织抑制剂可调控黏附于腹膜的异位子宫内膜细胞的浸润和生长。

4. 在位内膜的特性

北京协和医院郎景和教授等研究结果发现，在位子宫内膜的特性与内异症的发生密切相关，并提出"在位内膜决定论"，即不同人（内异症病人与非病人）经血逆流或经血中的内膜碎片能否在"异地"黏附、侵袭、生长，在位内膜是关键，是发生内异症的决定因素。

【病理】

子宫内膜异位症的主要病理变化为异位种植的子宫内膜随卵巢激素的变化而发生周期性出血，病灶局部反复出血和缓慢吸收导致周围纤维组织增生、粘连，出现紫褐色斑点或小泡，最后发展为大小不等的实质性瘢痕结节或形成囊肿。绝大多数子宫内膜异位症发生于盆腔，称为盆腔子宫内膜异位症。根据发生的部位不同，又大致可分为卵巢子宫内膜异位症和腹膜子宫内膜异位症。此外，还有深部浸润型内异症和其他部位的内异症。

（一）巨检

1. 卵巢子宫内膜异位症

约80%病人病变累及一侧卵巢，50%病人双侧卵巢受累。卵巢的异位内膜病灶分为两种类型：①微小病变型：为位于卵巢浅表层的红色、蓝色或棕色等斑点或小囊，病灶只有数毫米大小，常导致卵巢与周围组织粘连，手术中刺破后有黏稠咖啡色液体流出。②典型病变型：又称囊肿型。异位内膜在卵巢皮质内生长、周期性出血，形成单个或多个囊肿，称为卵巢子宫内膜异位囊肿。典型情况下，陈旧性血液聚集在囊内形成咖啡色黏稠液体，似巧克力样，故俗称卵巢"巧克力囊肿"。但如出血新鲜，囊内液也可为暗红色，稀薄状。此外，由于其他卵巢囊性肿物发生内出血时也可表现为巧克力样，最终诊断需靠组织病理学证实。

卵巢子宫内膜异位症囊肿大小不一，一般直径多在5~6 cm。囊肿表面呈灰蓝色。囊肿张力大、囊壁厚薄不均，易反复形成小的破裂，破裂后囊内容物刺激局部腹膜及卵巢呈炎性反应，导致卵巢破裂处与周围组织粘连，这种粘连多发生在子宫后方、阔韧带后叶及盆侧壁，致使卵巢固定在盆腔内，活动受限。如较大的囊肿由于外力或自发形成较大的破口，多量囊内容物流入盆腹腔，则可出现腹膜刺激症状，引起急腹症。

2. 腹膜子宫内膜异位症

分布于盆腔腹膜和各脏器表面，以子宫骶骨韧带、子宫直肠陷凹和子宫后壁下段浆膜最为常见。这些部位处于盆腔较低或最低处，与经血中的内膜碎片接触机会最多，故为内异症最好发部位。在病变早期，病灶局部有散在紫褐色出血点或颗粒状散在结节，随病变发展，子宫后壁与直肠前壁粘连，直肠子宫陷凹变浅，甚至完全消失。输卵管内异症亦多累及其管壁浆膜层，直接累及黏膜者较少。输卵管常与病变周围组织粘连，可因粘连和扭曲而影响其正常蠕动，严重者可致管腔不通，是内异症导致不孕的原因之一。腹膜子宫内膜异位症亦分为二型：①色素沉着型：即典型的蓝紫色或褐色腹膜异位结节，术中较易辨认。②无色素沉着型：为异位内膜的早期病变，较色素沉着型更常见，也更具生长活性，表现形式多种多样。依其外观又可分为红色病变和白色病变。多认为前者是疾病的最开始阶段，病灶多由内膜腺体或细胞构成，富于血管，病变活跃；而后者多为出血被吸收后形成的瘢痕组织。手术中为辨认病灶可进行热色试验，即将可疑病变部位加热，其内的含铁血黄素则呈现出棕褐色。无色素沉着的内膜异位病灶发展成典型的病灶需 6~24 个月。

上述病理变化，在开腹手术和腹腔镜术所见略有不同。由于腹腔镜对病灶的放大作用，腹膜及脏器表面的早期病灶或微小病灶较肉眼直视时能呈现出各种不同的病理形态。

3. 深部浸润型内异症

指病灶浸润深度≥5 mm 的内异症，常见子宫骶韧带、直肠子宫陷凹、阴道穹隆、直肠阴道隔等。其中侵及阴道直肠隔包括两种情况，一种为假性阴道直肠隔内异症，即由于直肠窝的粘连封闭，病灶位于粘连下方；另一种为真性阴道直肠隔内异症，即病灶位于腹膜外，在阴道直肠隔内，子宫直肠窝无粘连或仅有轻度变形。

4. 其他部位的内异症

可累及消化、泌尿、呼吸系统，可形成瘢痕内异症，以及其他少见的远处内异症等。

（二）镜检

异位内膜组织在显微镜下可见到 4 种成分，即子宫内膜腺体、子宫内膜间质、纤维素和红细胞/含铁血黄素。传统上，病理学家要求腺体和间质都存在并伴有月经周期的证据（存在组织出血或富含含铁血黄素的巨噬细胞）才能确定诊断。典型的组织结构可因异位内膜反复出血被破坏而难以发现，故临床上常出现临床所见与病理报告不一致的现象。

【临床表现】

子宫内膜异位症的临床表现多种多样，病变部位不同，临床表现也不相同。症状特征大多与月经周期密切相关。约25%的病人无任何症状。

（一）症状

常见有疼痛、月经异常和不孕。25%病人无任何症状。

1. 疼痛

疼痛是内异症的主要症状，可表现为痛经、慢性盆腔痛、性交痛及急腹痛。

（1）痛经：是子宫内膜异位症的典型症状，表现为继发性痛经，并随病变的进展而渐进性加重。典型的痛经多于月经开始前1~2日出现，月经第1日最剧烈，以后逐渐减轻。疼痛部位多为下腹深部和腰骶部，有时可放射至会阴、肛门或大腿，但并非所有病人都有如此典型的痛经，27%~40%的病人无痛经。疼痛程度与病灶大小也不一定成正比，粘连严重、卵巢异位囊肿病人可能并无疼痛，而盆腔内小的散在病灶却可引起难以忍受的疼痛。

（2）慢性盆腔痛：少数病人表现为慢性盆腔痛，经期加剧。

（3）性交痛：约30%病人可出现性交痛，多见于直肠子宫陷凹有异位病灶或因病变导致子宫后倾固定的病人，一般表现为深部性交痛，月经来潮前性交疼痛更明显。

（4）急腹痛：卵巢子宫内膜异位囊肿经常会由于经期囊内出血，压力增加而多次出现小的破裂，由于破裂后立即被周围组织粘连而仅造成一过性的下腹部或盆腔深部疼痛。如较大卵巢子宫内膜异位囊肿出现大的破裂时，囊内液体流入盆腹腔可引起突发性剧烈腹痛，伴恶心、呕吐和肛门坠胀。破裂多发生在经期前后或经期，部分也可发生在排卵期，破裂前多有性生活或其他腹压增加的情况。其症状类似输卵管妊娠破裂。

2. 月经异常

15%~30%病人有经量增多、经期延长或月经淋漓不净。月经异常可能与病灶破坏卵巢组织，影响卵巢功能有关；部分病人可能与同时合并有子宫腺肌病或子宫肌瘤有关。

3. 不孕

内异症病人不孕率高达50%，其中20%病人有中度以上病变。引起不孕的原因复杂，主要与下列因素有关：①盆腔解剖结构异常。重度内异症病灶可以导致盆腔局部解剖结构异常，如卵巢、输卵管周围广泛粘连，导致输卵管梗阻或引起扭曲，使输卵管蠕动异常，影响拾卵和对受精卵的运输功能。②盆腔内微环境改变。内异症病人腹腔液中含有异常物质可导致不孕。③卵巢功能异常。异位症病人的排卵障碍发病率为17%~27%，可能与腹腔液中前列腺素升高而影响卵泡发育和排卵有关；即使有排卵，病人卵泡和黄体细胞上的 LH 受体量减少，导致黄体分泌不足，黄体形成不良而影响受孕。此外，未破裂卵泡黄素化综合征在异位症病人中的发病率高达18%~79%，也是不孕的原因。④自然流产率增加。异位症病人妊娠，约40%发生自然流产，而正常妊娠者自然流产率只有15%。

4. 其他特殊部位症状

盆腔外组织有异位内膜种植和生长时，多在病变部位出现结节样肿块，并伴有周期性疼痛、出血或经期肿块明显增大，月经后又缩小。肠道内异症病人可出现腹痛、腹泻或便秘，甚至有周期性少量便血。膀胱内异症可在经期出现尿痛和尿频、血尿，但多被严重的痛经症状掩盖而被忽略，异位内膜侵犯和压迫输尿管时，可出现一侧腰痛和血尿。呼吸道内异症可出现经期咯血及气胸。瘢痕内异症可见瘢痕处结节于经期增大，疼痛加重。

（二）体征

较大的卵巢子宫内膜异位囊肿在妇科检查时可扪及与子宫粘连的肿块，囊肿破裂时出现腹膜刺激征。典型盆腔内异症妇科检查时可发现子宫后倾固定，直肠子宫陷凹、宫骶韧带或子宫后壁下段等部位可扪及触痛性结节，一侧或双侧附件区触及囊实性肿块，活动度差，往往有轻压痛。若病变累及直肠阴道瘘，可在阴道后穹隆扪及隆起的小结节或肿块，甚至有时可直接看到局部隆起的蓝色斑点或结节。腹壁或会阴瘢痕子宫内膜异位病灶可在切口附近触及结节状肿块。

【诊断】

育龄妇女有继发性痛经，进行性加重、不孕或慢性盆腔痛、性交痛等，盆腔检查盆腔内有触痛性结节或子宫旁有不活动的囊性肿块，应高度怀疑为子宫内膜异位症。确诊应首选腹腔镜检查，也可剖腹探查获得组织病理诊断确诊并确定分期。少数情况下，病理未发现异位子宫内膜的证据，但临床表现和术中所见符合内异症特征，也可诊断。

（一）病史

重点询问月经史、孕产史、家族史及手术史。特别注意疼痛或痛经的发生发展与月经和剖宫产、人流术、输卵管通液术等手术的关系。

（二）妇科检查

除双合诊外，应特别强调必须进行三合诊检查。盆腔内异症时子宫多为后位，活动度不良或固定；宫骶韧带和后穹隆有触痛性结节为特征性的体征；卵巢子宫内膜异位症者，在附件区可触及与子宫或阔韧带、盆壁相粘连的囊性肿块，活动度差，往往有轻度触痛。

（三）影像学检

查阴道和腹部超声检查是鉴别卵巢子宫内膜异位囊肿和直肠阴道隔内异症的重要手段，其诊断敏感性和特异性均在96%以上。超声检查可确定卵巢子宫内膜异位囊肿的位置、大小、形状和囊内容物，与周围脏器特别是与子宫的关系等。盆腔CT及MRI对盆腔内异症的诊断价值与超声相当，但费用较昂贵。MRI对卵巢内膜异位囊肿、盆腔外内异症以及深部浸润病变的诊断和评估有意义。

（四）腹腔镜检查

是目前诊断内异症的最佳方法。在腹腔镜下见到大体病理所述典型病灶或对可疑病变进行活组织检查即可确诊，术中所见亦是临床分期的重要依据。特别是轻、中度子宫内膜异位症、可疑内异症造成的不孕和慢性盆腔痛、妇科检查有盆腔触痛性结节，而超声检查又无阳性发现的病人，有条件的应将腹腔镜作为首选确诊方法。

（五）其他辅助检查

1. 血清CA125测定

中、重度内异症病人血清CA125值可能会升高，但一般均为轻度升高，多低于100 U/L，但CA125的特异性和敏感性均局限，且与多种疾病有交叉阳性反应，因此不能单独用做诊断或鉴别诊断。对于CA125值升高者，血清CA125水平可用于监测异位内膜病变活动情况，治疗有效时降低，复发时又升高。

2. 抗子宫内膜抗体

正常妇女血清中抗子宫内膜抗体多为阴性,内异症病人则60%以上呈阳性。此抗体是内异症的标志抗体,其靶抗原是内膜腺体细胞中一种孕激素依赖性糖蛋白,特异性90%~100%。病人血液中检测出该抗体,说明体内有异位内膜刺激及免疫内环境改变,但敏感性不高。

3. 其他

必要时,可采用静脉肾盂造影、膀胱镜、结肠镜等检查。

【临床分期】

目前采用美国生育医学协会(ASRM)1997年第三次修订的rAFS分期标准。即借助腹腔镜或剖腹探查,根据内膜异位病灶的部位、数目、大小、深浅、粘连的范围和程度以及子宫直肠窝的封闭程度进行评分。对于评估疾病严重程度及选择治疗方案,比较和评价不同疗法的疗效等方面有一定的作用。

【鉴别诊断】

子宫内膜异位症易与下列疾病相混淆,应予鉴别。

(一)卵巢恶性肿瘤

早期无症状,有症状时多有持续性腹痛腹胀,病情发展快,一般情况差。妇科检查除触及肿块,子宫直肠窝触及质硬、无触痛结节外,多伴有腹水。超声图像显示肿瘤为囊实性或实性肿块,彩色多普勒超声肿瘤内部血流丰富,且多为低阻血流(阻力指数<0.45)。癌抗原125(CA125)值多显著升高。腹腔镜检查或剖腹探查可鉴别。

（二）盆腔炎性肿块

多有急性或反复发作的盆腔感染史，疼痛无周期性，平时亦有下腹部隐痛，可伴发热和白细胞增高等，抗生素治疗有效。

（三）子宫腺肌病

痛经症状与内异症相似，但通常更剧烈，疼痛多位于下腹正中。妇科检查子宫多均匀性增大，呈球形，质硬，经期检查子宫触痛明显。本病常与内异症合并存在。

【处理】

子宫内膜异位症治疗的总体目标是"缩减和去除病灶，减轻和控制疼痛，治疗和促进生育，预防和减少复发"。主要包括期待治疗、药物治疗、手术治疗和联合治疗等。需根据病人年龄、症状、体征、病变范围以及对生育要求等个体化选择治疗方法。如症状轻或无症状的轻微病变可选择期待治疗；有生育要求的轻度病人明确诊断后先行药物治疗，病情重者行保留生育功能手术；年轻无生育要求的重症病人可行保留卵巢功能手术，并辅以药物治疗；症状及病变均严重的无生育要求病人可行子宫和双附件切除以及病灶清除手术。

（一）内异症伴疼痛的处理

1. 内异症伴或不伴轻微经期腹痛的处理

轻度内异症且无严重症状的病人可定期随访，也可应用非体甾类抗炎药（吲哚美新、奈普生、布洛芬等）治疗病变引起的轻微腹痛或痛经。随访期间根据病情发展情况选择相应的处理方法。

2. 内异症伴有明显疼痛的处理

（1）慢性盆腔疼痛或痛经明显但不伴卵巢囊肿或囊肿较小、有生育要求的病人可采用药物治疗，目的是减轻疼痛等症状、抑制卵巢功能。

①对症药物治疗：多采用非甾体类抗炎药缓解慢性盆腔疼痛及痛经。对症治疗不能阻止病情进展。

②性激素抑制治疗：造成体内低雌激素环境，阻止内异症内膜的生长，使异位内膜萎缩、退化、坏死而达到治疗目的。包括口服避孕药、高效孕激素、雄激素衍生物、GnRHa 等。

a. 口服避孕药：可降低垂体促性腺激素水平，抑制排卵，并直接作用于子宫内膜和异位内膜，导致异位内膜萎缩。长期连续服用可造成类似妊娠的人工闭经，故称假孕疗法。目前常用低剂量高效孕激素和炔雌醇的复合片，可缓解痛经和减少经量。可连续应用或周期应用，连续应用的疗效比较肯定。一般用法是每日 1 片，连续或周期应用至少 6 个月。副作用相对较轻，常见的有恶心、乳房胀痛、体重、情绪改变和点滴出血等，应警惕血栓形成风险。

b. 孕激素：直接作用于子宫内膜和异位内膜，引起子宫内膜组织的蜕膜化，继而导致内膜萎缩，同时可负反馈抑制垂体促性腺激素释放。临床上常采用人工合成高效孕激素，如醋酸甲羟孕酮、甲地孕酮或炔诺酮等，所用剂量较大，为避孕剂量的 3~4 倍（如醋酸甲羟孕酮每日口服 30 mg），一般连续应用 6 个月。副作用较小，包括恶心、乳房胀、水钠潴留、体重增加、血清脂蛋白水平异常、阴道不规则点滴出血等。停药数月后恢复。

c. 雄激素衍生物：主要有达那唑和孕三烯酮。达那唑为合成的 17α 乙炔睾酮衍生物，能抑制 FSH、LH 峰，从而抑制卵巢甾体激素生成并增加雌、孕激素代谢，还可直接与子宫内膜的雌、孕激素受体结合，抑制内膜细胞增生，导致子宫内膜萎缩，闭经。用法：200 mg/次，每日 2~3 次，月经第 1 日服用，持续用药 6 个月。疗程结束后约 90% 症状消失。停药 4~6 周恢复月经即排卵。副作用是卵巢功能抑制症状及雄性化作用，如多毛、痤疮、皮脂增加、头痛、潮热、性欲减退、体重增加、肝功损害等。近年来研究表明该药可引起高密度脂蛋白降低，长期应用可引起动脉粥样硬化性心脏病的危险。孕三烯酮为 19-去甲睾酮巢体类药物，可拮抗孕激素与雌激素，能增加游离睾酮含量，减少性激素结合球蛋白水平，抑制 FSH、LH 峰值并减少 LH 均值，使体内雌激素水平下降，异位内膜萎缩、吸收。该药在血浆中半衰期长达 28 小时，每周仅需用药 2 次，每次 2.5 mg，月经第 1 日开始口服，连续用药 6 个月。治疗后 50%~100% 的病人发生闭经，症状缓解率达 95% 以上。副作用表现为雄激素样作用，还可能影响脂蛋白代谢、肝功能损害以及体重增加等。

d. 促性腺激素释放激素激动剂（GnRHa）：为人工合成的 10 肽类化合物，作用与体内 GnRH 相似，稳定性好，半衰期长，效价约是体内 GnRH 的 100 倍，对 GnRH 受体的亲和力更强。主要是通过抑制垂体促性腺激素的分泌，导致卵巢分泌的性激素减少，造成体内低雌激素状态，出现暂时性闭经，此疗法又称假绝经疗法，或"药物性卵巢切除"。目前我国常用的 GnRHa 类药物有：亮丙瑞林 3.75 mg、戈舍瑞林 3.6 mg、曲普瑞林 3.75 mg，月经第 1 日皮下或肌内注射第 1 针后，每隔 28 日注射 1 次，共 3~6 次；一般用药后 3~6 周血清雌激素水平达到去势状态并出现闭经，可使痛经缓解。主要副作用为低雌激素状态导致的潮热、阴道干涩、性欲降低、乳房胀痛，失眠、抑郁、易激惹和疲倦等绝经症状和骨质丢失。停药后大部分症状可以在短期内消失，并恢复排卵，但骨质丢失需要 1 年甚至更长时间才能恢复。因此，应用 GnRHa 3 个月时应给予反向添加治疗，即适量补充雌激素，预防低雌激素状态相关的血管症状和骨质丢失的发生，如替勃龙 1.25 mg/d，戊酸雌二醇 0.5~1.5 mg/d 或结合雌激素 0.3~0.45 mg/d。⑤其他：米非司酮：为孕激素受体阻断剂，与孕激素受体的亲和力是孕酮的 5 倍，具有抗孕激素作用，每日口服 25~100 mg，造成闭经使病灶萎缩。副作用轻，无雌激素样影响，亦无骨质丢失危险性，但长期疗效有待证实；芳香化酶是雌激素合成的关键酶，目前正在尝试用芳香化酶抑制剂治疗内异症。

（2）慢性盆腔疼痛或痛经明显伴附件囊肿≥4 cm、有或无生育要求的病人手术治疗为主。

（二）内异症伴附件囊肿的处理

1. 内异症伴附件囊肿最大直径<4 cm

附件囊肿的影像学检查不能明确囊肿性质，最大直径<4 cm 的附件囊肿亦可能为卵巢非赘生性囊肿（如滤泡囊肿或黄体囊肿），若未能排除卵巢非赘生性囊肿时，宜短期随访或可口服短效避孕药 3 个月。若附件囊肿无变化或增大，则以腹腔镜或开腹手术为宜。

2. 内异症伴附件囊肿最大直径≥4 cm

手术治疗为主。目的是明确诊断及进行临床分期，清除异位内膜病灶及囊肿，分离粘连及恢复正常解剖结构，治疗不孕，缓解和治疗疼痛。可以选择经腹或腹腔镜途径，腹腔镜为首选。手术方式包括：

（1）病灶切除：多用于年轻、有生育要求者。

（2）子宫切除术：多用于 rAFS 分期Ⅲ、Ⅳ期、症状重且无生育要求的 45 岁以下、希望保留卵巢内分泌功能者。

（3）子宫及双附件切除：适合 45 岁以上、症状重或者复发经保守手术或药物治疗无效者。

3. 内异症伴不孕的处理

药物治疗对改善生育状况帮助不大。腹腔镜手术能提高术后妊娠率，治疗效果取决于病变程度。希望妊娠者，术后不宜应用药物巩固治疗而应行促排卵等治疗，争取尽早妊娠。手术后 2 年内不能妊娠者，再妊娠机会甚微。

【预后】

除根治性手术外，异位症复发率较高。其复发率与病情轻重、治疗方法、随访时间长短及统计方法有关：重症病人复发率高于轻症病人，病情越重复发越快，年复发率5%~20%，5年累计复发率为40%。用GnRH-a治疗后，轻症病人复发率为37%，重症病人为74%。单纯药物治疗后复发率高于手术治疗，术后应用孕激素并不减少复发率，根治手术后雌激素替代治疗不会明显增加复发危险。

异位内膜极少发生恶变，恶变率低于1%。常见的组织学类型主要为卵巢子宫内膜样腺癌和透明细胞癌。

【预防】

异位症病因不清，其组织学发生复杂，不能完全预防。根据可能的病因及流行病学结果，可从以下几方面进行预防。

（一）防止经血逆流

及时发现并治疗引起经血逆流的疾病，如先天性生殖道畸形、闭锁、狭窄和继发性宫颈粘连、阴道狭窄等。

（二）药物避孕

口服药物避孕者异位症发病风险降低，与避孕药抑制排卵、促使子宫内膜萎缩等有关。因此对有高发家族史者、容易带器妊娠者可口服药物避孕。

（三）防止医源性异位内膜种植

月经期避免妇科检查。妇科或计划生育手术时尽量避免防宫腔内容物、内膜碎片溢入腹腔或腹壁切口。同时避免造成宫腔或宫颈损伤导致宫腔或宫颈粘连。

第二节　子宫腺肌病

子宫腺肌病是指子宫内膜腺体和间质存在于子宫肌层中，约 15% 同时合并内异症，以往曾称为内在性内异症，而将非子宫肌层的内异症称为外在性内异症以示区别。但两者的发病机制和对性激素的敏感性有所不同，内异症对孕激素敏感，子宫腺肌病对孕激素不敏感。

【病因】

本病病因至今不清楚。目前多数研究者认为了宫腺肌病是基底层内膜细胞增生、侵入到肌层间质的结果。遗传、子宫内膜基底层损伤（如多次妊娠、刮宫和剖宫产、慢性子宫内膜炎）、高雌激素血症和病毒感染与本病发生关系密切。其中，尤以高雌激素血症与子宫腺肌病的关系引人注目。

【病理】

（一）巨检

子宫多呈均匀增大，呈球形，一般不超过 12 周妊娠子宫大小。子宫肌层病灶有弥漫型及局限型两种。一般多为弥漫性生长，剖面可见肌层明显增厚、变硬，在肌壁中见到粗厚的肌纤维带和微囊腔，腔中偶见陈旧血液。少数子宫内膜在子宫肌层中呈局限性生长形成结节或团块，类似子宫肌壁间肌瘤，称子宫腺肌瘤。其剖面缺乏子宫肌瘤明显且规则的旋涡状结构，周围无包膜，与四周肌层无明显分界，因而难以将其自肌层剥出。

（二）镜检

子宫肌层内呈岛状分布的子宫内膜腺体与间质是本病的镜下特征。因其他疾病切除的子宫作连续切片检查发现，10%～30%在子宫肌层中有子宫内膜组织，故诊断子宫腺肌病的确切侵袭深度仍然存在一些争议。现多数采用的深度标准是3 mm，或内膜基底层下一个低倍镜视野。由于异位内膜细胞属基底层内膜，对雌激素有反应性改变，而对孕激素不敏感或无反应．故异位腺体常处于增生期，偶尔见到局部区域有分泌期改变。

【临床表现】

以经量增多和经期延长（40%～50%）以及逐渐加剧的进行性痛经（25%）为主要症状。痛经常在月经来潮的前一周就开始，至月经结束，疼痛位于下腹正中。约35%病人无任何临床症状。妇科检查可发现子宫呈均匀性增大或有局限性结节隆起，质硬而有压痛，经期时压痛尤为显著，合并内异症时，子宫活动度较差。约半数病人同时合并子宫肌瘤，无症状者术前难以区分。

【诊断】

根据典型的症状（进行性痛经和月经过多）及体征可作出初步诊断，确诊依据术后组织病理学检查。超声和CT等影像学检查对诊断有一定帮助。本病应注意与子宫肌瘤和子宫内膜异位症鉴别。

【治疗】

根据病人年龄、有无生育要求和症状轻重而定。

（一）期待疗法

用于无症状、无生育要求者。

（二）药物治疗

同子宫内膜内异症，目前尚无根治本病的有效药物。症状较轻者可用非甾体类抗炎药或尝试中药等对症治疗。对年轻、有生育要求和近绝经期病人可试用GnRHa治疗，使用时应注意副作用的预防。GnRHa可使疼痛缓解或消失、子宫缩小，但停药后症状复现，子宫重又增大。近年来，左炔诺孕酮宫内节育器（LNG-IUS）治疗该病取得了较好的疗效。LNG-IUS含有左炔诺孕酮（LNG），可稳定释放左炔诺孕酮，放置宫腔后，局部高浓度的LNG促使内膜萎缩和间接抑制内膜增殖，月经量减少甚至闭经，LNG使内源性前列腺素12（PG-12）和血栓素AZ的产生减少以及直接作用于子宫腺肌病病灶，使异位病灶萎缩这一作用可以缓解痛经。对子宫增大明显或者疼痛症状严重者，可先应用GnRHa治疗3~6个月后，再使用LNG-IUS。

（三）手术治疗

对年轻或有生育要求者可行病灶切除或者子宫楔形切除，对子宫腺肌瘤病人，可试行病灶挖除术，术后有复发风险；年轻希望保留生育功能者，亦可合并使用子宫动脉阻断术；无生育要求表现为月经量增多者，可进行子宫内膜去除术，对症状严重、无生育要求或药物治疗无效者可采用全子宫切除术，卵巢是否保留取决于卵巢有无病变和病人年龄。

第四章 盆底功能障碍性
及生殖器官损伤疾病

女性生殖器官由于退化、创伤等因素，导致其盆底支持薄弱，使女性生殖器官与其相邻的脏器发生移位，临床上表现为子宫脱垂、阴道前后壁膨出等疾病。如损伤导致女性生殖器官与相邻的泌尿道、肠道有异常通道，临床上表现为尿瘘和粪瘘。这些疾病虽非致命性疾病，却严重影响病人的生活质量。

第一节 女性盆底组织解剖及功能

女性盆底是由封闭骨盆出口的多层肌肉和筋膜组成，尿道、阴道和直肠则经此贯穿而出。盆底组织承托并保持子宫、膀胱和直肠等盆腔脏器于正常位置。

现代解剖学对盆底结构描述日趋细致，腔室理论是代表，其特点是：在垂直方向上将盆底分为前、中、后三个腔室，前腔室包括阴道前壁、膀胱、尿道；中腔室包括阴道顶部、子宫；后腔室包括阴道后壁、直肠。由此将脱垂量化到各个腔室。

盆底前方为耻骨联合下缘，后方为尾骨，两侧为耻骨降支、坐骨升支及坐骨结节。盆底肌肉中，肛提肌起着最为主要的支持作用。肛提肌是一对宽厚肌肉，两侧肌肉相互对称，向下向内聚集成漏斗状，每侧肛提肌右前向后外由耻尾肌、髂尾肌和坐尾肌三部分组成。盆腔内筋膜即覆盖盆腔器官表面的筋膜，其内在两侧聚集而形成韧带，对盆腔脏器有很强的支持作用。

第二节　盆底功能障碍性疾病

盆底肌肉群、筋膜、韧带及其神经构成复杂的盆底支持系统，其互相作用和支持以维持盆腔器官的正常位置。盆底功能障碍，又称盆底缺陷或盆底支持组织松弛，是各种病因导致的盆底支持薄弱，进而盆腔脏器移位，连锁引发其他盆腔器官的位置和功能异常。

一、盆腔器官脱垂

盆腔器官膨出是指盆腔器官脱出于阴道内或阴道外。盆腔器官膨出指任何阴道节段的前缘达到或超过处女膜缘外 1 cm。可单独发生，但一般情况下是联合发生。

阴道前壁脱出为阴道前壁膨出，阴道内 2/3 膀胱区域脱出称之膀胱膨出。若支持尿道的膀胱宫颈筋膜受损严重，尿道紧连的阴道前壁下 1/3 以尿道口为支点向下膨出，称尿道膨出。阴道后壁膨出又称为直肠膨出，阴道后壁膨出常伴随子宫直肠陷凹疝，如内容为肠管，称之为肠疝。子宫从正常位置沿阴道下降，宫颈外口达坐骨棘水平以下，甚至子宫全部脱出阴道口以外，称子宫脱垂。子宫切除术后如阴道膀胱膨出顶段支持结构的缺损，则发生阴道穹隆脱垂。

【病因】

（一）妊娠与分娩

特别是产钳或胎吸下困难的阴道分娩时，盆腔筋膜、韧带和肌肉可能因过度牵拉而被削弱其支撑力量。若产后过早参加体力劳动，特别是重体力劳动. 将影响盆底组织张力的恢复而发生盆腔器官脱垂。

（二）衰老

随着年龄的增长，特别是绝经后出现的支持结构的萎缩，在盆底松弛的发生或发展中也具有重要作用。

（三）腹压增加

慢性咳嗽、腹水、腹型肥胖、持续负重或便秘而造成腹腔内压力增加，可致腹压增加导致脱垂。

（四）医源性原因

包括没有充分纠正手术时所造成的盆腔支持结构的缺损。

【临床表现】

（一）症状

轻症病人一般无症状。重度脱垂韧带筋膜有牵拉，盆腔充血，病人有不同程度的腰骶部酸痛或下坠感，站立过久或劳累后症状明显，卧床休息则症状减轻。阴道前壁膨出常伴有尿频、排尿困难、残余尿增加，部分病人可发生压力性尿失禁，但随着膨出的加重，其压力性尿失禁症状可消失，甚至需要手助压迫阴道前壁帮助排尿，易并发尿路感染。阴道后壁膨出常表现为便秘，甚至需要手助压迫阴道后壁帮助排便。外阴肿物脱出后轻者经卧床休息，能自行回纳，重者则不能还纳。暴露在外的宫颈和阴道黏膜长期与衣裤摩擦，可致宫颈和阴道壁发生溃疡而出血，如感染则有脓性分泌物。子宫脱垂不管程度多重一般不影响月经，轻度子宫脱垂也不影响受孕、妊娠和分娩。

（二）体征

阴道内前后壁组织或子宫颈及宫体可脱出阴道口外。脱垂的阴道前后壁黏膜常增厚角化，可有溃疡和出血。阴道后壁膨出肛门检查手指向前方可触及向阴道凸出的直肠，呈盲袋状。位于后穹隆部的球形突出是肠膨出，指诊可触及疝囊内的小肠。

年轻的子宫脱垂常伴有宫颈延长并肥大。随脱垂子宫的下移，膀胱、输尿管下移与尿道开口形成正三角区。

【临床分度】

临床分度有几种方法，国际上应用最多的是 POP-Q 分度。临床诊疗中时并不绝对强调一种分度。手术治疗前后采用同一种即可。程度评价均以病人平卧最大用力向下屏气时程度为准。

中国沿用的传统分度是根据我国在 1981 年部分省、自治区、直辖市"两病"科研协作组的意见，将子宫脱垂分为 3 度。

Ⅰ度轻型：宫颈外口距处女膜缘<4 cm，未达处女膜缘；

Ⅰ度重型：宫颈已达处女膜缘，阴道口可见子宫颈。

Ⅱ度轻型：宫颈脱出阴道口，宫体仍在阴道内；

Ⅱ度重型：部分宫体脱出阴道口。

Ⅲ度：宫颈与宫体全部脱出阴道口外。

阴道前壁膨出中国传统分度为 3 度：

Ⅰ度：阴道前壁形成球状物，向下突出，达处女膜缘，但仍在阴道内；

Ⅱ度：阴道壁展平或消失，部分阴道前壁突出于阴道口外；

Ⅲ度：阴道前壁全部突出于阴道口外。

阴道后壁膨出中国传统分度为 3 度：

Ⅰ度：阴道后壁达处女膜缘，但仍在阴道内；

Ⅱ度：阴道后壁部分脱出阴道口；

Ⅲ度：阴道后壁全部脱出阴道口外。

【诊断】

根据病史及检查所见容易确诊。妇科检查前，应嘱咐病人向下屏气判断脱垂的最重程度，并予以分度。同时注意有无溃疡存在，及其部位、大小、深浅、有无感染等。嘱病人在膀胱充盈时咳嗽，观察有无溢尿情况，即压力性尿失禁情况。注意子宫颈的长短，做宫颈细胞学检查。如为重症子宫脱垂，可触摸子宫大小，将脱出的子宫还纳，做双合诊检查子宫两侧有无肿块。应用单叶窥器可辅助阴道全面检查，压住阴道前壁时叫病人向下用力，可显示肠疝和直肠膨出。妇科检查还应注意盆底肌肉组织的检查，主要了解肛提肌的肌力和生殖裂隙宽度。如有大便失禁还应肛门指诊时注意肛门括约肌功能。

【鉴别诊断】

（一）阴道壁肿物

阴道壁肿物在阴道壁内，固定、边界清楚。膀胱膨出时可见阴道前壁有半球形块状物膨出，柔软，指诊时可于肿块上方触及宫颈和宫体。

（二）宫颈延长

双合诊检查阴道内宫颈虽长，但宫体在盆腔内，屏气并不下移。

（三）子宫黏膜下肌瘤

病人有月经过多病史，宫颈口见红色、质硬之肿块，表面找不到宫颈口，但在其周围或一侧可扪及被扩张变薄的宫颈边缘。

（四）慢性子宫内翻

罕见。阴道内见翻出的宫体，被覆暗红色绒样子宫内膜，两侧角可见输卵管开口，三合诊检查盆腔内无宫体。

【治疗】

（一）非手术疗法

为盆腔器官脱垂的一线治疗方法。

1. 盆底肌肉锻炼和物理疗法

可增加盆底肌肉群的张力。盆底肌肉（肛提肌）锻炼适用于国内分期轻度的盆腔器官脱垂者，也可作为重度手术前后的辅助治疗方法。嘱咐病人行收缩肛门运动，用力收缩盆底肌肉 3 秒以上后放松，每次 10~15 分钟，每日 2~3 次。

2. 子宫托

是一种支持子宫和阴道壁并使其维持在阴道内而不脱出的工具，有支撑型和填充型。以下情况尤其适用子宫托治疗：病人全身状况不适宜做手术；妊娠期和产后。膨出面溃疡手术前促进溃疡面的愈合。

子宫托也可能造成阴道刺激和溃疡。子宫托应间断性地取出、清洗并重新放置，否则会出现包括瘘的形成、嵌顿、出血和感染等严重后果。

3. 中药和针灸

补中益气汤（丸）等有促进盆底肌张力恢复、缓解局部症状的作用。

（二）手术治疗

对脱垂超出处女膜的有症状的病人可考虑手术治疗。根据病人不同年龄、生育要求及全身健康状况，治疗应个体化。手术的主要目的是缓解症状，恢复正常的解剖位置和脏器功能，有满意的性功能并能够维持效果。可以选择以下常用的手术方法，合并压力性尿失禁病人应同时行膀胱颈悬吊手术或悬带吊术。

1. 曼氏手术（manchester 手术）

包括阴道前后壁修补、主韧带缩短及宫颈部分切除术。适用于年龄较轻、宫颈延长的子宫脱垂病人。

2. 经阴道子宫全切除及阴道前后壁修补术

适用于年龄较大、无需考虑生育功能的病人，但重度子宫脱垂病人的术后复发概率较高。

3. 阴道封闭术

分阴道半封闭术（又称 LeFort 手术）和阴道全封闭术。该手术将阴道前后壁分别剥离长方形黏膜面，然后将阴道前后壁剥离创面相对缝合以部分或完全封闭阴道。术后失去性交功能，故仅适用于年老体弱不能耐受较大手术者。

4. 阴道前后壁修补术

无症状阴道前后壁膨出的病人不需手术治疗。重度有症状的病人应行阴道前后壁修补术，加用医用合成网片或生物补片来达到加强局部修复、减少复发的作用。合并压力性尿失禁者应同时行膀胱颈悬吊手术或阴道无张力尿道中段悬吊带术。

5. 盆底重建手术

重建主要针对中盆腔的建设，通过吊带、网片和缝线把阴道穹隆组织或宫骶韧带悬吊固定于骶骨前、骶棘韧带，也可自身宫骶韧带缩短缝合术。子宫可以切除或保留，可以经阴道或经腹腔镜或开腹完成。目前应用较多的是子宫/阴道骶前固定术、骶棘韧带固定术、高位骶韧带悬吊术和经阴道植入网片盆底重建手术。

【预防】

避免腹压增加的疾病和劳作。有子宫脱垂者在行子宫切除应同时顶端重建，以免术后发生穹隆膨出和肠膨出。

二、压力性尿失禁

压力性尿失禁是指腹压的突然增加导致尿液不自主流出，不是由逼尿肌收缩压或膀胱壁对尿液的张力压引起的。其特点是正常状态下无遗尿，而腹压突然增高时尿液自动流出，由此引发的一个社会和卫生问题。也称真性压力性尿失禁、张力性尿失禁或应力性尿失禁。中国 2006 年流行病学调查结果显示压力性尿失禁在成年女性发生率为 18.9%。

【病因】

压力性尿失禁分为两型：解剖型和尿道内括约肌障碍型。90% 以上为解剖型压力性尿失禁，为盆底组织松弛引起。盆底松弛主要有妊娠与阴道分娩损伤和绝经后雌激素减低等原因。最被广泛接受的压力传导理论认为压力性尿失禁的病因在于因盆底支持结构缺损而使膀胱颈/近端尿道脱出于盆底外。所以，咳嗽引起的腹腔内压力不能被平均地传递到膀胱和近端的尿道，增加的膀胱内压力大于尿道内压力而出现漏尿。

不到 10% 的病人为尿道内括约肌障碍型，为先天发育异常所致。

【临床表现】

几乎所有的下尿路症状及许多阴道症状都可见于压力性尿失禁。腹压增加下不自主溢尿是最典型的症状，而尿急、尿频，急迫尿失禁和排尿后膀胱区胀满感亦是常见的症状。约 80% 的压力性尿失禁病人伴有膀胱膨出。

【分度】

有主观分度和客观分度。客观分度主要基于尿垫试验，多用的是 1 小时尿垫试验。临床常用简单的主观分度如下：

Ⅰ级：尿失禁只有发生在剧烈压力下，诸如咳嗽，打喷嚏或慢跑时。

Ⅱ级：尿失禁发生在中度压力下，诸如快速运动或上下楼梯时。

Ⅲ级：尿失禁发生在轻度压力下，诸如站立时。病人在仰卧位时可控制尿液。

【诊断】

无单一的压力性尿失禁的诊断性试验。以病人的症状为主要依据，压力性尿失禁除常规查体、妇科检查及相关的神经系统检查外，还需相关压力试验、指压试验、棉签试验和尿动力学检查等辅助检查，排除急迫性尿失禁、充盈性尿失禁及感染等情况。国际上建议使用以病人为主导的调查问卷客观评价尿失禁对生活质量的影响。尿失禁对生活质量的影响建议使用经中文验证的尿失禁对病人生活质量影响问卷调查表简版。尿失禁对病人性生活的影响建议使用盆腔器官脱垂及尿失禁对性生活质量影响问卷调查表简版。

（一）压力试验

病人膀胱充盈时，取截石位检查。嘱病人咳嗽的同时，医师观察尿道口。如果每次咳嗽时伴随着尿液的不自主溢出，则可提示压力性尿失禁（SUI）。延迟溢尿或有大量的尿液溢出提示非抑制性的膀胱收缩。如果截石位状态下没有尿液溢出，应让病人站立位时重复压力试验。

（二）指压试验

检查者把中食指放入阴道前壁的尿道两侧，指尖位于膀胱与尿道交接处，向前上抬高膀胱颈，再行诱发压力试验，如压力性尿失禁现象消失，则为阳性。

（三）棉签试验

病人仰卧位，将涂有利多卡因凝胶的棉签置入尿道，使棉签头处于尿道膀胱交界处，分别测量病人在静息时及 Valsalva 动作（紧闭声门的屏气）时棉签棒与地面之间形成的角度。在静息及做 Valsalva 动作时该角度差小于 15° 为良好结果，说明有良好的解剖学支持；如角度差大于 30°，说明解剖学支持薄弱；15°~30° 时，结果不能确定。

（四）尿动力学检查

包括膀胱内压测定和尿流率测定，主要观察逼尿肌的反射以及病人控制或抑制这种反射的能力，并可以了解膀胱排尿速度和排空能力。

（五）尿道膀胱镜检查

必要时辅助诊断，可以帮助诊断膀胱结石 肿瘤、憩室或以前手术的缝合情况。

（六）超声检查

利用即时或区域超声可获得病人休息和做 Valsalva 动作时关于服道角度、膀胱基底部和尿道膀胱连接处的运动和漏斗状形成的信息。另外，也可能发现膀胱或尿道憩室。

【鉴别诊断】

症状和体征最易混淆的是急迫性尿失禁，可通过尿动力学检查来鉴别明确诊断。

【治疗】

（一）非手术治疗

国际保健与治疗促进会（NICE）建议对尿失禁病人首先进行非手术治疗，尤其是轻、中度压力性尿失禁病人。非手术治疗也可用于手术前后的辅助治疗。非手术治疗具有并发症少、风险性小的优点，尤其适合老年病人，可减轻病人尿失禁症状。非手术治疗包括生活方式干预（包括体重指数大于30者减轻体重、戒烟、减少饮用含咖啡因的饮料、避免和减少增加腹压的活动和治疗便秘等慢性腹压增高疾病）盆底康复锻炼、抗尿失禁子宫托、盆底电刺激、膀胱训练a-肾上腺素能激动剂和局部雌激素治疗。非手术治疗病人有30%~60%能改善症状，已证实可提高或治愈轻度的压力性尿失禁。

（二）手术治疗

压力性尿失禁的手术方法很多，种类有一百余种。目前公认的标准术式为耻骨后膀胱尿道悬吊术和阴道无张力尿道中段悬吊带术，因阴道无张力尿道中段悬吊带术更为微创，在许多发达国家已成为一线手术治疗方法。压力性尿失禁的手术治疗一般在病人完成生育后进行。

1. 耻骨后膀胱尿道悬吊术

术式很多而命名不同，但均遵循2个基本原则：缝合膀胱颈旁阴道或阴道周围组织，以提高膀胱尿道交界处；缝合至相对结实和持久的结构上，最常见为缝合至髂耻韧带，即 Cooper 韧带（称 Burch 手术）。Burch 手术目前应用最多，有开腹途径、腹腔镜途径和"缝针法"完成。Burch 手术适用于解剖型压力性尿失禁。手术后一年治愈率为 85% ~ 90%，随着时间推移会稍有下降。

2. 阴道无张力尿道中段悬吊带术

除解剖型压力性尿失禁外，尿道内括约肌障碍型压力性尿失禁和合并有急迫性尿失禁的混合性尿失禁也为该手术适应证。悬吊带术可用自身筋膜或合成材料。不吸收合成材料悬吊带术已得到全世界普遍认同和广泛应用。

阴道前壁修补术曾是压力性尿失禁治疗的主要手术，是通过阴道前壁修补，对尿道近膀胱颈部折叠筋膜缝合达到增加膀胱尿道阻力作用。该手术方法比较简单，仅有术后短期症状缓解，目前已认为并非治疗压力性尿失禁主要术式。

【预防】

同盆腔器官脱垂。

第三节　生殖道瘘

由于各种原因导致生殖器官与其毗邻器官之间形成异常通道称为生殖道瘘。临床上以尿瘘（又称泌尿生殖瘘）最常见，其次为粪瘘，若两者同时存在，称混合性瘘。

一、尿瘘

生殖道与泌尿道之间的任何部位形成异常通道就构成了尿瘘，尿液自阴道排出，不能控制。尿瘘可发生在生殖道与泌尿道之间的任何部位，根据解剖位置分为膀胱阴道瘘、尿道阴道瘘、膀胱尿道阴道瘘、膀胱宫颈瘘、膀胱宫颈阴道瘘、输尿管阴道瘘及膀胱子宫瘘。

【病因】

常见病因为产伤和盆腔手术损伤。

(一) 产伤

多发生在经济、医疗条件落后的地区。分为两种。①坏死型尿瘘：由于骨盆狭窄、胎儿过大或胎位异常所致头盆不称，产程延长，特别是第二产程延长者，膀胱、尿道被挤压在胎头和耻骨联合之间，导致局部组织缺血坏死形成尿瘘。②创伤型尿瘘：产科助产手术直接损伤。

(二) 妇科手术损伤

粘连、肿瘤侵犯而手术伤及输尿管、膀胱或尿道，造成尿瘘。

(三) 其他病因

外伤、放射治疗后、膀胱结核、晚期生殖泌尿道肿瘤、子宫托安放不当、局部药物注射治疗等均能导致尿瘘。

根据病变程度可分为简单尿瘘、复杂尿瘘和极复杂尿瘘。简单尿瘘指膀胱阴道瘘瘘孔直径<3 cm，尿道阴道瘘瘘孔直径<1 cm。复杂尿瘘指膀胱阴道瘘瘘孔直径3 cm或瘘孔边缘距输尿管开口<0.5 cm，尿道阴道瘘瘘孔直径>1 cm。其他少见的尿瘘均归类为极复杂尿瘘。

【临床表现】

(一) 漏尿

为主要症状,尿液不能控制地自阴道流出。根据瘘孔的位置,病人可表现为持续漏尿、体位性漏尿、压力性尿失禁、膀胱充盈性漏尿等,如较高位的膀胱瘘孔病人在站立时无漏尿,而平卧时则漏尿不止;瘘孔极小者在膀胱充盈时方漏尿;一侧输尿管阴道瘘由于健侧输尿管的尿液进入膀胱,因此在漏尿同时仍有自主排尿。坏死型尿瘘多在产后及手术后 3~7 日开始漏尿;手术直接损伤者术后即开始漏尿;放射损伤所致漏尿发生时间晚且常合并粪瘘。

(二) 外阴不适

局部刺激、组织炎症增生及感染和尿液刺激及浸渍,可引起外阴部痒和烧灼痛,外阴呈湿疹、丘疹样皮炎改变。如为一侧输尿管下段损伤而致阴道漏尿,由于尿液刺激阴道一侧顶端,周围组织引起增生,盆腔检查可触及局部增厚。

(三) 尿路感染

合并尿路感染者有尿频、尿急、尿痛等症状。

【诊断】

应仔细询问病史、手术史、漏尿发生时间和漏尿表现。首先需要明确的是漏出的液体为尿液,可以通过生化检查来比较漏出液与尿液、血液中的电解质和肌酐来明确。尿液中的电解质和肌酐水平为血液中的数倍,如果漏出液的电解质和肌酐水平接近尿液则提示有尿瘘的存在。

大瘘孔妇科检查极易发现,小瘘孔则通过触摸瘘孔边缘的瘢痕组织也可明确诊断。如病人系盆腔手术后，检查未发现瘘孔，仅见尿液自阴道穹隆一侧流出，多为输尿管阴道瘘。检查暴露不满意时，病人可取膝胸卧位，用单叶拉钩将阴道后壁上提，可查见位于耻骨后或较高位置的瘘孔。较难确诊时，行下列辅助检查：

（一）亚甲蓝试验

将 3 个棉球逐一放在阴道顶端、中 1/3 处和远端。用稀释的亚甲蓝溶液 200 mL 充盈膀胱．嘱病人走动 30 分钟，然后逐一取出棉球，蓝染提示膀胱阴道瘘，若染色液体经阴道壁小孔流出为膀胱阴道瘘，自宫颈口流出为膀胱宫颈瘘或膀胱子宫瘘。根据蓝染海绵是在阴道上、中、下段估计瘘孔的位置。海绵无色或黄染提示可能输尿管阴道瘘。

（二）靛胭脂试验

静脉推注靛胭脂 5 mL，5~10 分钟见蓝色液体自阴道顶端流出者为输尿管阴道瘘，也可以在试验前数小时让病人口服吡啶使尿液呈橘色。如果阴道顶端的海绵染成橘色，则充分提示存在输尿管阴道瘘。

（三）膀胱镜、输尿管镜检查

了解膀胱容积、黏膜情况，有无炎症、结石、憩室，明确瘘孔的位置、大小、数目及瘘孔和膀胱三角的关系等。从膀胱向输尿管插入输尿管导管或行输尿管镜检查，可以明确输尿管受阻的部位。

（四）静脉肾盂造影

静脉注入造影剂，于注射后动态观察和泌尿系统摄片，根据肾盂、输尿管及膀胱显影情况，了解肾脏功能、输尿管通畅情况，有利于输尿管阴道尿瘘及膀胱阴道瘘的诊断。逆行输尿管肾盂造影对于静脉肾盂造影没有发现的输尿管阴道瘘有辅助诊断作用。CTU 和 MRI 尿路造影近年来也用于该病诊断。

（五）肾图

能了解肾功能和输尿管功能情况。

【治疗】

手术修补为主要治疗方法。非手术治疗仅限于分娩或手术后 1 周内发生的膀胱阴道瘘和输尿管小瘘孔，留置导尿管于膀胱内或在膀胱镜下插入输尿管导管，4 周至 3 个月有愈合可能。由于长期放置导尿管会刺激尿道黏膜引起疼痛，又会干扰病人的日常活动，影响病人的生活质量，因此建议行耻骨上膀胱造瘘，进行膀胱引流。长期放置引流管拔除前，应重复诊断检查（如染料试验）明确瘘孔是否愈合。引流期间，要经常对病人病情进行评价。应积极处理蜂窝织炎，保证病人营养和液体的摄入，促进瘘孔愈合。治疗中要注意治疗外阴皮炎和泌尿系感染，改善病人的社会生活质量。绝经后妇女可以给予雌激素，促进阴道上皮增生，有利于伤口愈合。对于术后早期出现的直径仅数毫米的微小瘘孔的尿瘘，15%～20%的病人可以非手术治疗自行愈合。对于瘘管已经成熟并且上皮化者，非手术治疗则通常失败。

手术治疗要注意时间的选择。直接损伤的尿瘘应尽早手术修补；其他原因所致尿瘘应等待 3～6 个月，待组织水肿消退、局部血液供应恢复正常再行手术。瘘修补失败后至少应等待 3 个月后再次手术。由于放疗所致的尿瘘可能需要更长的时间形成结痂，因此有学者推荐 12 个月后再修补。

膀胱阴道瘘和尿道阴道瘘手术修补首选经阴道手术，不能经阴道手术或复杂尿瘘者，应选择经腹或经腹-阴道联合手术。手术成功与否不仅取决于手术本身，术前准备及术后护理也是保证手术成功的重要环节。术前要排除尿路感染，治疗外阴阴道炎症；绝经病人术前口服雌激素两周以上，以促进阴道上皮增生，有利于伤口愈合；术前一日应用抗生素预防感染；术后留置尿管 10~14 日，保持导尿管引流通畅；放置输尿管导管者，术后留置至少 1 个月；绝经病人术后继续服用雌激素 1 个月。

输尿管阴道瘘治疗的目的包括保护肾功能、解除尿路梗阻、恢复输尿管的完整性和防止泌尿系感染。一旦确定输尿管阴道瘘的诊断，应立即明确输尿管梗阻的程度和瘘孔的位置。逆行输尿管肾盂造影，既有利于诊断，还可同时放置输尿管支架。支架放置成功，既解除了尿路梗阻、保护了肾脏功能，又使输尿管能够自然生长愈合。对于单侧输尿管损伤但未断离，继发轻、中度梗阻的病例，通常可以通过放置输尿管支架来治疗。一旦输尿管支架放置失败，即应开腹行输尿管吻合或输尿管膀胱种植术。

【预防】

绝大多数尿瘘可以预防，提高产科质量，预防产科因素所致的尿瘘是关键。疑有损伤者，留置导尿管 10 日，保证膀胱空虚，有利于膀胱受压部位血液循环恢复，预防尿瘘发生。妇科手术时，对盆腔粘连严重、恶性肿瘤有广泛浸润等估计手术困难时，术前放置输尿管导管可起到保护作用。

二、粪瘘

粪瘘是指肠道与生殖道之间的异常通道，最常见的是直肠阴道瘘。可以根据瘘孔在阴道的位置，将其分为低位、中位和高位瘘。还可根据解剖结构进行分类：来源于齿状线之下，与阴道交通的瘘孔称肛门阴道瘘；位于直肠和阴道间的瘘孔称直肠阴道瘘；直肠之上的称结肠阴道瘘；小肠与阴道间的交通称小肠阴道瘘。

【病因】

（一）产伤

与尿瘘相同，可因胎头在阴道内停滞过久，直肠受压坏死而形成粪瘘。难产手术操作导致Ⅲ度会阴撕裂，修补后直肠未愈合及会阴撕裂缝线穿过直肠黏膜但术中未发现而导致直肠阴道瘘。

（二）盆腔手术损伤

粘连严重和恶性肿瘤手术易损伤肠道，或使用吻合器不当等原因均可导致粪瘘。

（三）感染性肠疾

如 Crohn 氏病或溃疡性结肠炎是引起直肠阴道瘘的另一重要原因。

（四）先天畸形

为非损伤性直肠阴道瘘，发育畸形出现先天直肠阴道瘘，常合并肛门闭锁。

（五）其他

长期安放子宫托不取、生殖器恶性肿瘤晚期浸润或放疗，均可导致粪瘘。

【临床表现】

阴道内排出粪便为主要症状。瘘孔大者，成形粪便可经阴道排出，稀便时呈持续外流。瘘孔小者，阴道内可无粪便污染，但肠内气体可自瘘孔经阴道排出，稀便时则从阴道流出。

【诊断】

根据病史、症状及妇科检查不难作出诊断。阴道检查时大的粪瘘显而易见，小的粪瘘在阴道后壁可见瘘孔处有鲜红的肉芽组织，用食指行直肠指诊，可以触及瘘孔，如瘘孔极小，用一探针从阴道肉芽样处向直肠方向探查，直肠内手指可以触及探针，如仍无法确实，可辅助"瘪胎试验"帮助明确是否有瘘孔存在。阴道穹隆处小的瘘孔、小肠和结肠阴道瘘需行钡剂灌肠检查帮助诊断，必要时可辅助下消化道的内镜检查。如果诊断成立，则要针对其内在病因采取相应的内科或外科处理措施。一旦通过内科手段使疾病得到控制，瘘孔可能会自行愈合。

【治疗】

手术修补为主要治疗方法。手术损伤术中应立即修补，手术方式可以经阴道、经直肠或经腹途径完成瘘的修补。手术方式的选择主要根据形成瘘管的原因，位置与大小，是否存在多个瘘管，以及医生的手术经验和技巧有关。瘘修补术主要是切除瘘管，游离周围组织后进行多层缝合。

先天性粪瘘应在病人 15 岁左右月经来潮后再行手术，过早手术容易造成阴道狭窄。压迫坏死性粪瘘，应等待 3~6 个月后再行手术修补。高位巨大直肠阴道瘘合并尿瘘者、前次手术失败阴道瘢痕严重者，应先行暂时性乙状结肠造瘘，之后再行修补手术。术前 3 日严格肠道准备，同时口服肠道抗生素 3 日以抑制肠道细菌。术后 5 日内控制饮食及不排便，同时给予静脉高营养，禁食后改少渣饮食，同时口服肠蠕动抑制药物。保持会阴清洁，逐渐使病人恢复正常排便。

【预防】

原则上与尿瘘的预防相同。分娩时注意保护会阴，防止会阴 Ⅲ 度裂伤发生。会阴缝合后常规进行肛门指诊，发现有缝线穿直肠黏膜，应立即拆除重缝。

【小结】

（1）女性盆底支持退化、创伤等因素导致其支持薄弱，发生盆腔器官脱垂和压力性尿失禁等盆底功能障碍性疾病。

（2）盆底功能障碍性疾病的治疗与否取决于对病人的生活质量影响，治疗有非手术和手术治疗两种方法。

（3）盆底功能障碍性疾病的预防主要是提高产科质量、治疗导致慢性腹压增加的疾病，避免肥胖和重体力劳动。

（4）损伤导致女性生殖器官与相邻的泌尿道、肠道有异常通道，临床上表现为尿瘘和粪瘘。妇科手术损伤是目前尿瘘和粪瘘的主要原因。尿瘘和粪瘘的诊断和定位取决于各种检查，手术是主要的治疗方法。

参考文献

[1] 程蔚蔚，黄勇. 妇科炎症 [M]. 北京：中国医药科学技术出版社，2020.

[2] 刘静，赵佩汝，刘迪. 妇科常见病诊治 [M]. 济南：山东科学技术出版社，2018.

[3] 肖国仕，高积慧 妇科病诊疗手册 [M]. 郑州：河南科学技术出版社，2019.

[4] 陈文彦. 实用妇科疾病诊疗 [M]. 长春：吉林科学技术出版社，2019.

[5] 马俊旗，赵骏达，肖金宝. 妇科内分泌疾病 [M]. 汕头：汕头大学出版社，2019.

[6] 王泽华，丁依玲. 妇产科学 [M]. 北京：中国医药科技出版社，2019.

[7] 郎景和. 妇产科学新进展 2021 版 [M]. 北京：中华医学电子音像出版社，2021.